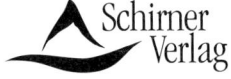

Schirner
Verlag

Christine Ranzinger

Wellness Yoga

nach Christine Ranzinger ®

Wohltuende und stärkende Übungen
nach den Fünf Elementen

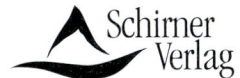

ISBN 978-3-8434-1016-8

Christine Ranzinger:
Wellness Yoga nach Christine Ranzinger®
Wohltuende und stärkende Übungen
nach den Fünf Elementen
Copyright © 2011
Schirner Verlag, Darmstadt

Umschlag: Murat Karaçay, Schirner
Fotos: siehe Bildnachweis
Satz: Lisa Zilch, Schirner
Redaktion: Nadine Hulfershorn, Schirner
Printed by: FINIDR, Czech Republic

www.schirner.com

1. Auflage 2011

Inhalt

Vorwort

Christine Ranzinger – Yogalehrerin mit einer seit Jahrzehnten blühenden Unterrichtspraxis in München – kennt sich aus. Lange bevor Yoga in Mode kam, gab sie bereits im Fitnessstudio Yogakurse. Die dabei gewonnenen Erfahrungen setzte sie während ihrer Asienreisen in Beziehung zu den dortigen Gesundheitssystemen.

»Was kann ich aus Thailand oder Indien für die Menschen in den Städten Europas mitnehmen, die nach ihrer meist sitzenden Tätigkeit unter Kunstlicht Entspannung und Erholung suchen?«, fragte sie sich. Christine Ranzinger sammelte in der buddhistischen Kultur Thailands sowie in der hinduistischen Kultur Indiens heilsame und wertvolle Gesundheitsratschläge. Sie wurde in verschiedenen Massagemethoden ausgebildet, zog sich zu Meditationen in Ashrams und Klöster zurück und brachte stets neue Erkenntnisse mit nach München, die sie in ihre Lehrtätigkeit einfließen ließ.

So entstand ihre Form des Yoga, die sie heute in verschiedenen Institutionen weitergibt. Mit Begeisterung und Leichtigkeit vermittelt sie ein Yoga, das Wohlbefinden schenkt – eben Wellness für Körper, Geist und Seele.

Ich wünsche Christine Ranzinger weiterhin Freude beim Suchen und Finden und ihrem Buch Erfolg sowie viele Leser und Leserinnen, die sich von ihren Übungsvorschlägen anregen lassen.

Erfolg ist das, was folgt.

OM SHANTIH

Adelheid Ohlig, Biel, Schweiz, Dezember 2010
www.luna-yoga.com

Einleitung

Wellness Yoga nach Christine Ranzinger®[1] ist eine Synthese aus traditionellem Yoga und Traditioneller Chinesischen Medizin (TCM), die im Laufe meiner Tätigkeit als Yogalehrerin entstanden ist. Beide Gesundheitssysteme entstanden vor ca. 3.500 Jahren und haben die gleiche Grundlage, eine geheimnisvolle Energie, die nach fernöstlichem Denken die Welt im Großen wie im Kleinen zusammenhält – also einen Strom der Lebenskraft, der durch unseren Körper und durch alles pulsiert, was auf diesem Planeten existiert, sei es beseelt oder unbeseelt.

Es stellt sich früher oder später die Frage, was mit dem Begriff »Energie« gemeint ist und ob sie wirklich existiert. Was ist Energie? Für mich ist Energie Bewegung – wie die Bewegung bei einem Tanz, einem Spaziergang oder einem Blatt, das vom Baum fällt. Sie ist wie die Bewegung des durch die Adern pulsierenden Blutes, und besonders so, wie die Bewegung des Atems, der kommt und geht. Energie folgt zyklisch bestimmten Rhythmen – mal bin ich müde, mal bin ich kraftvoll, und ich versuche, so zu agieren und so zu reagieren, dass ich mich wohlfühle und gesund bleibe. Ich brauche Zeiten des Rückzugs und der Stille genauso wie Zeiten des Nach-außen-Gehens und des Kontaktes. Wenn die Bewegung aufhört, tritt Stillstand ein.

Die Natur ist für mich immer wieder ein kraftgebender Impuls, ähnlich wie das tägliche Innehalten während meiner Yogapraxis. Ist Energie vielleicht ganz einfach Leben? Im Grunde ist die Antwort darauf eine Sache der persönlichen Einschätzung, wie Sie oder ich zu diesem Thema stehen. In jedem Fall können Sie aus den hier vorgestellten Übungen enormen Nutzen für Ihr körperliches Wohlbefinden und für Ihren Kraftzuwachs gewinnen. Sie helfen, eine ausgewogene Balance zwischen Anspannung und Entspannung zu finden und zu bewahren.

Die asiatische Medizin unterscheidet sich von der westlichen Schulmedizin durch ihre ganzheitliche Betrachtung des Menschen. Das bedeutet, dass die geistige und die seelische Ebene in den Heilprozess eingeschlossen werden. Die Techniken des Wellness Yoga ermöglichen, wie alle mir bekannten Arten des Yoga, einen Zugang zu sich selbst; das geschieht durch die Konzentration auf den Atem und diverse Körperhaltungen sowie Bewegungs-

---

1   Mit »Wellness Yoga« ist im Folgenden stets die von mir entwickelte und geschützte Methode gemeint.

abläufe. Sie sind in diesem Fall so gestaltet, dass sie den Fluss der Energieleitbahnen (Meridiane) nach dem System der TCM auf verschiedene Art und Weise aktivieren. Dadurch werden die Organe im physischen und energetischen Sinn mit lebenswichtiger Energie versorgt, und wir haben ein Werkzeug, um unseren Körper und unsere Seele gesund zu halten – oder sogar zu heilen.

Mit diesem Buch will ich keinerlei Anspruch auf Vollständigkeit erheben. Ich habe Ideen und Konzepte so weit ausgeführt und erläutert, wie es mir für das Verständnis des Wellness Yoga notwendig und sinnvoll erscheint. Zum Teil beinhaltet der Text Verknüpfungen, Zusammenhänge und Anregungen, die sich mir durch das Lernen und Lehren des Yoga erschlossen haben. Diese will ich nicht als starres System oder strenge Richtlinie verstanden wissen, sondern als impulsgebende Anregung zum Forschen, Experimentieren und »Sich-selbst-Erfahren«.

 ## Wie Sie dieses Buch am besten verwenden

Zunächst erhalten Sie eine kurze Einführung in die Weisheit des Yoga und die Welt der TCM. Dabei habe ich versucht, mich kurzzufassen, um mich mehr auf das Wesentliche eines jeden Yogaweges zu konzentrieren – auf die Praxis.

Die Weisheit der TCM gründet in der Beobachtung der Natur und dem Wechsel der Jahreszeiten. Die vorliegenden Übungen bieten Ihnen daher die Möglichkeit, sich mit den Kräften der Natur im Innen wie im Außen zu verbinden, indem Sie z.B. im Frühling ganz einfach in die erquickenden Yogaübungen für das Element Holz eintauchen. Außerdem habe ich die Elemente und Meridianpaare so mit den Planeten der westlichen Astrologie, den dazugehörigen Wochentagen und den Zyklen des Mondes verknüpft, wie es sich mir durch das Üben des Yoga erschlossen hat. Daraus leiten sich verschiedene Möglichkeiten des Übens ab, auf die ich später zurückkommen werde. Sie können die Übungen entweder der Reihe nach ausführen oder sich einzelne gezielt auswählen. Wenn Sie z.B.

vermuten, dass Ihr Nieren-Chi niedrig ist (was darauf hinweist und wie Sie das einschätzen können, erfahren Sie im Kapitel über das jeweilige Element), macht es wahrscheinlich Sinn, wenn Sie die Übungen für das Element Wasser auswählen, da die Niere mit diesem Element verbunden ist.

Ganz egal, ob Sie erst ins Yoga einsteigen oder bereits seit vielen Jahren Yoga praktizieren: Hören Sie auf die Stimme Ihres Herzens, und vertrauen Sie Ihrer Intuition. Wählen Sie ganz einfach die Übungen aus, die Sie am meisten ansprechen.

Hinweis:

Ich halte Wellness Yoga für eine wunderbare Möglichkeit, emotionale, energetische und körperliche Blockaden und Spannungen zu lösen. Wenn Sie aber zweifeln, ob die Übungsabläufe für Sie gut und richtig sind, suchen Sie sich eine (Wellness-) Yogalehrerin in Ihrer Nähe, bei der Sie ein gutes Gefühl haben. Im Fall von ernsteren gesundheitlichen Einschränkungen fragen Sie am besten eine Fachkraft Ihres Vertrauens, ob dieser Weg für Sie geeignet ist.

Was ist Yoga?

Diese Frage lässt sich auf mehreren Ebenen beantworten, z.B. auf der energetischen, auf der historischen und auf der Erfahrungsebene. In gewisser Weise hängen diese drei Ebenen zusammen.

Ganz allgemein gesagt, ist Yoga ein Zustand der Freude und Ausgewogenheit, der sich durch verschiedene Methoden und Techniken erreichen lässt, die ebenfalls als Yoga bezeichnet werden. So ist Yoga ein angestrebter oder erreichter Zustand und gleichzeitig auch der Weg dorthin. Obwohl die Wege des Yoga sehr verschieden sind und damit der Vielfalt der menschlichen Charaktere entsprechen, bringen sie uns doch wahrscheinlich alle mit dem Kern unserer Seele in Berührung, mit dem Gefühl, dass wir »angekommen« sind: angekommen in uns selbst, zufrieden und »zu Hause« in unserem Leben, so, wie es ist. Das setzt allerdings voraus, dass wir die Art des Yoga, für die wir uns entschieden haben, auch tatsächlich praktizieren, dass wir immer wieder voller Vertrauen und voller Mut den Weg auf unsere Yogamatte oder unser Meditationskissen finden.

Gleichzeitig ist Yoga eine Wissenschaft, die seit Jahrtausenden existiert, und deshalb möchte ich mit Ihnen zunächst einen kleinen Ausflug in die

Geschichte des Yoga unternehmen, der Ihnen einen kurzen Einblick bieten will, jedoch in keiner Weise einen Anspruch auf Vollständigkeit erhebt.[2]

Die ältesten Überlieferungen sind die sogenannten »Upanischaden«, die vor ca. 3.500 Jahren entstanden und aus den »Veden« hervorgingen. Sie wurden ursprünglich mündlich vom Lehrer an den Schüler übertragen – »nahe beieinander sitzen« bedeutet das Wort frei übersetzt. Aus ihnen heraus entwickelten sich, vereinfacht und sehr verkürzt festgestellt, das Yoga und der Buddhismus.

In den »Yoga Sutras« (»sutra« bedeutet »Faden«) des Patanjali wird der Weg vom »körperlichen Yoga« (»Hatha-Yoga«) zum »geistigen Yoga« (»Raja-Yoga«) aufgezeigt, wobei sich die Frage auftut, ob nicht das Hatha-Yoga aus dem Raja-Yoga entstanden ist. Vermutlich wurden die Haltungen ursprünglich entwickelt, um die Männer des alten Indiens zu lehren, während der Meditation still und gerade zu sitzen. Dafür wurden seltsam anmutende Körperhaltungen und Bewegungsabläufe gefunden, die den Körper stärken und gesund halten sollten, um auf diese Weise eine gute Basis für die geistige Weiterentwicklung und das hohe Ziel der Erleuchtung zu schaffen. Manche Schulen sprechen von 84 Yogastellungen, andere von 200 oder mehr. Immer wieder finden sich Tiernamen und Bezeichnungen aus Naturbeobachtungen, mit denen diese Haltungen und Abläufe bezeichnet werden. Über den genauen Zeitpunkt der Entwicklung der Yogahaltungen gibt es verschiedene Vermutungen. Lange vor den ersten Aufzeichnungen gab es bereits Figuren, die in meditativen Stellungen abgebildet sind.

Der legendäre Verfasser der »Yoga Sutras« ist der indische Gelehrte Patanjali. Die »Yoga Sutras« entstanden etwa zu der Zeit Buddhas (Buddha starb ca. 480 v. Chr.). Es ist umstritten, ob Patanjali wirklich als historische Persönlichkeit existierte oder ob im Lauf mehrerer Jahrhunderte verschiedene Autoren am Text mitgewirkt haben.

Da die Überlieferungen über Jahrhunderte mündlich vom Lehrer auf den Schüler übertragen wurden, finden wir in den »Yoga Sutras« eine Sammlung knapp zusammengefasster Merksätze, die kurz und prägnant das Wesentliche des Yoga ausdrücken und bis heute in Gehalt und Schlichtheit ihresgleichen suchen.

»vritti chitta nirodhah.«

Patanjali

---

2 Falls Sie den Wunsch verspüren, tiefer einzutauchen, empfehle ich Ihnen das Buch *Quellen des Yoga. Klassische Texte der Körper- und Geistesschulung* von Hartmut Weiss oder auch *The Heart of Yoga. Developing a Personal Practice* von Desikachar.

Frei übersetzt bedeutet dies so viel wie: die Denkbewegungen des Geistes zum Stillstand bringen.[3] Wie können wir diesen Merksatz verstehen und anwenden? Wir sollen lernen, still zu werden, nach innen zu hören und unser bewegtes Denkorgan zur Ruhe zu bringen. Wie könnte das vor sich gehen? Hierzu finden wir in Patanjalis zweitem Buch sein recht bekanntes »8-Stufen-Programm«: Es umfasst ethische Richtlinien, wie z.B. Wahrhaftigkeit und Gewaltfreiheit. (Allein über diese Begriffe nachzudenken, kann lohnen: Was bedeutet es für mich oder für Sie, wahrhaftig und gewaltfrei zu leben?) Wir sollen lernen, in einem aufrechten und bequemen Sitz (»asana«) auf unseren Atem zu hören. Im Laufe der Zeit und des Übens wird der Atem feiner, wir werden ruhiger und lernen, unsere Sinne zurückzuziehen. Unsere Konzentration vertieft sich. Vielleicht kommen auch Phasen, in denen wir tatsächlich feststellen, dass unser Denken für einige Augenblicke – meistens sind es nur Sekunden – zur Ruhe kommt. Und mit der Zeit und vor allem durch Praxis entsteht die Möglichkeit, dass sich diese Zeitdauer verlängert und wir eine erste Ahnung davon bekommen, was es heißen kann, wenn unsere Gedanken tatsächlich für eine kleine Weile zur Ruhe kommen.

---

3 Patanjali, 1. Kapitel, 2. Vers

Kurz erwähnt sei der Vollständigkeit wegen auch das Epos der »Bhagavad Gita« (ca. 200 v. Chr.). Es will den Menschen in zeitlos schönen Versen zur Selbstverantwortung erziehen. Schlüsselwörter sind hier Gleichmut gegenüber den Früchten unserer Taten (»Karma Yoga«), bedingungslose Liebe (»Bhakti Yoga«) sowie tiefe Erkenntnis vom Urgrund aller Dinge (»Jnana Yoga«). Es wäre sicher interessant, dieses Werk tiefer zu betrachten und darüber nachzusinnen, wie unsere persönliche Einstellung zu diesen (zeitlosen) Themen – Liebe, Geld, persönliche Bindung – ist.

Hatha-Yoga

Für die Praxis des Wellness Yoga ist das Hatha-Yoga relevant. Für dessen Praxis finden wir systematisierte Anleitungen in der »Hatha-Yoga Pradipika« (HYP), einer Yogaschrift aus dem 14. Jh. n. Chr. Die HYP (die »Kleine Yogaleuchte«) will auf den »königlichen« geistigen Weg des Raja-Yoga vorbereiten. Sie lehrt dazu ein System von Körperhaltungen und Atemtechniken (eine sehr ungenaue Übersetzung für »pranayamas«, mehr dazu finden Sie im Kapitel über die Atmung, siehe S. 16).

Die Atemtechniken werden in der HYP mit sogenannten »Mudras« und »Bandhas« kombiniert (das sind sogenannte Körperverschlüsse, also innere Muskelkontraktionen, z.B. des Beckenbodens, die die Energie (die Lebenskraft) in die gewünschten Bahnen lenken sollen. Diese Übungen sind mit einem guten Lehrer relativ einfach zu erlernen und tragen viel zur Erhaltung der körperlichen Gesundheit bei. Das eigentliche Anliegen der in der HYP aufgezeigten Technik zielt jedoch tiefer: Eine subtile Energie, nämlich die »Kundalini-Yoga-Kraft«, soll geweckt und nutzbar gemacht werden. Das geschieht vor dem Hintergrund tantrischer Überlieferung, nach der sich die Formen und Kräfte des Universums im menschlichen Körper widerspiegeln.

Hatha-Yoga lehrt, sich durch das Bewusstsein für den Körper mit der Weisheit der Seele zu verbinden. Daher ist die HYP das grundlegende Regelwerk für Hatha-Yoga.[4] »Ha« bedeutet Sonne und wird auch mit »Himmel« übersetzt, »tha« steht für »Mond«, oder auch »Erde«, und so liegt es nah, dass es im Hatha-Yoga um die »Vereinigung« (»yoga«) der in uns angelegten Polaritäten geht. Im Sinn von Carl Gustav Jung bringen wir unsere »weiblichen« und »männlichen«

Anteile in Harmonie.[5] Das geschieht, in den mir bekannten Yogawegen, hauptsächlich durch die Konzentration auf verschiedene Haltungen und Bewegungsabläufe, durch die sich das Bewusstsein im Körper zentriert.

Yoga richtet sich nach dem Gesundsein von Körper, Geist und Seele. In der Regel werden Yogaübungen sehr langsam und mit Bedacht ausgeführt, man pausiert in verschiedenen, oft zunächst fremd anmutenden Körperhaltungen und erfährt so, wie der Atem die unterschiedlichsten Körperräume ausfüllt und dabei die eine oder andere Drehung oder Dehnung in diversen Körperabschnitten unterstützt. Dadurch wächst die Achtsamkeit für den gegenwärtigen Augenblick, und es entsteht Abstand zu den Themen des Alltags. Auf der physischen Ebene sorgen Körperübungen, Atmung und Meditation für eine Verbesserung der gesamten Körperfunktionen. Durch Dehnung und Drehung bleibt die Elastizität von Muskeln und Bändern erhalten, die Wirbelsäule bleibt jung und geschmeidig, die Haltung wird verbessert, und Bandscheibenschäden wird vorgebeugt. Durch eine gesunde Wirbelsäule werden die aus dem Rückenmark austretenden Nerven entlas-

---

4 Wenn im Folgenden von Yoga gesprochen wird, ist grundsätzlich »Hatha-Yoga« gemeint.

5 Der Psychologe Carl Gustav Jung geht davon aus, dass die menschliche Psyche männliche und weibliche Kräfte in sich trägt, »anima« und »animus«.

tet, sodass sie die ihnen zugeordneten Organe optimal versorgen können.

Durch einen geraden, aufrechten Rücken wird der Atem freier, und manch festgehaltene Emotion kann sich lösen. Mit Yoga haben wir eine Methode, den Körper und unsere seelische Befindlichkeit auszubalancieren und zu heilen, damit wir eins werden können mit dem göttlichen Funken, den wir alle in uns tragen. Wir reinigen unsere Seele, damit wir das Licht erkennen können, das wir in uns tragen – das wir sogar *sind*.

Der Atem im Yoga – Lebensenergie (»Prana«)

Durch die im Yoga eingenommenen Körperhaltungen wachsen unser Körperbewusstsein und unser Gespür für unsere innersten Bedürfnisse, und wir werden uns immer deutlicher der Kostbarkeit eines jeden vergänglichen Augenblicks bewusst – durch diese Vergänglichkeit wächst die Wertschätzung für das, was unser Leben jetzt und hier ausmacht. Diese Wirkung geschieht, meiner Erfahrung nach, in erster Linie durch den Atem. Wir wissen zwar, dass wir atmen, aber sind wir uns dessen bewusst?

Der Atem ist das erste Element, das unseren Körper betritt, wenn wir das Licht der Welt erblicken. Wenn wir aufhören zu atmen, stellen auch nach und nach all unsere anderen Körperfunktionen ihre Tätigkeit ein, bevor unser Körper sich schlussendlich wieder in die Elemente auflöst, aus denen er zusammengesetzt ist. Solange wir atmen, ist Leben in uns, egal ob wir uns dessen bewusst sind oder nicht. Der Atem ist also der Träger unserer »Lebensenergie«, was im Chinesischen »Chi« heißt. Patanjali nennt die vierte Stufe seines Yogasystems »Pranayama«. »Prana«, die Energie des Universiums, steht für »Lebenskraft«, und »yama« wird häufig mit »Zügelung« oder »Regulierung« übersetzt. Es geht aber eigentlich um »ayama«, und das ist das Gegenteil von »Zügelung«. Eine Interpretation von »Pranayama« ist daher, dass wir lernen sollen, die Atmung bewusst zu regulieren und zu zügeln, damit das »Prana« frei fließen kann. Unser Atem soll fein und tief sein, so steht es auch schon im »Yoga Sutra«. Es kann sich lohnen, auch jenseits der Yogamatte immer wieder einmal innezuhalten und einige Augenblicke dem Fluss des eigenen Atems zuzuhören.

Können Sie sich erinnern, wann Ihnen das letzte Mal vor Aufregung »der Atem stockte«? Oder wie Sie geatmet haben, als Sie sich am Strand unter Palmen sonnten? Wenn sich, wie sich leicht beobachten lässt, unsere seelische Befindlichkeit in unserem Atemverhalten widerspiegelt, können wir auch durch eine vertiefte Atemqualität unseren seelischen Zustand beeinflussen.

Im Yoga wird gern gesagt, dass jeder Mensch mit einer vorbestimmten Anzahl von Atemzügen auf die Welt kommt; unsere Lebensdauer hinge demnach davon ab, wie schnell oder langsam wir die uns zur Verfügung stehenden Atemzüge verbrauchen. Ein guter, tiefer Atem hilft uns, auf allen Ebenen ruhig und entspannt zu sein – eine Tatsache, die wir auch gut im Alltag verwenden können, indem wir ganz einfach gelegentlich tief durchatmen und uns die Zeit nehmen, zu spüren, wie unser Atem, gerade in diesem Augenblick, ein- und ausfließt. Wir fühlen ihn in uns, spüren, wie er sich in uns bewegt, wie er kommt und wie er geht.

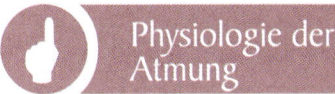

Physiologie der Atmung

Nasenatmung

Durch die Nasenatmung wird die einströmende Luft gereinigt, befeuchtet und angewärmt. Die auf der Nasenschleimhaut befindlichen Flimmerhärchen filtern die Luft, sodass Staubpartikelchen aus der eingeatmeten Luft nicht in tiefere Regionen des Atemtrakts gelangen können. Gerade im Winter können wir so Erkrankungen der Atemwege vorbeugen.

Durch den Geruchssinn wird außerdem eine Verbindung zum zentralen Nervensystem hergestellt. Ein Teil des eingeatmeten Sauerstoffs gelangt über das im Schädel liegende Siebbein ins Gehirn und stärkt vermutlich so das Nervensystem. Zudem verlängert und intensiviert sich der Atem durch die Ausatmung durch die Nase, und auch dadurch wirken wir beruhigend auf unser Nervensystem ein.

Die Nasenatmung bewahrt die Energie, während die Atmung durch den Mund Energie nach außen abgibt. Bei der Nasenatmung entsteht durch die Stimulierung der Hypophyse ein Einfluss auf das Hormonsystem. Das Hormonsystem – und seine eng verbundene Wirkung auf die seelische Befindlichkeit – ist im Yoga immer wieder von besonderer Bedeutung: Die Wirkung auf das endokrine Drüsensystem geht weitestgehend verloren, wenn wir durch den Mund ausatmen.

Bauchatmung

Das Zwerchfell trennt den Brustraum vom Bauchraum – eine große, kuppelförmige Muskelplatte mit Öffnungen für den Durchgang wichtiger Körpersysteme, z.B. der Speiseröhre und der Aorta, die alle Organe mit frischem, sauerstoffhaltigem Blut aus dem Herzen versorgt. Durch eine gute Bauchatmung erhalten sowohl das Herz als auch die Bauchorgane eine sanfte Massage, und der Stoffwechsel wird aktiviert. Strömt der Atem weiter nach oben, heben sich die Zwischenrippenmuskeln, und die Atemkapazität wird verstärkt.

Die Ausatmung ist dem Parasympathikus des autonomen Nervensystems zugeordnet, der für die Entspannung zuständig ist.

Der Chakra-Energie-Ausgleich

Im Yoga gehen wir davon aus, dass der Mensch mehr ist als der physische Körper. Die Gedanken und Gefühle durchdringen unseren physischen Körper nach außen wie nach innen. Diese »Körperschichten« oder »Energiekörper« werden im Yoga als »kosha« bezeichnet, und es gibt fünf verschiedene »koshas« für bestimmte Bewusstheitszustände bzw. -frequenzen.

Die Energiekörper sind mit einem Netz von »Energieleitbahnen« durchzogen, die »nadis« heißen. »Nadi« bedeutet übersetzt »Strom aus Licht«. In der TCM entsprechen sie den sogenannten Meridianen. Die drei wichtigsten Energieleitbahnen sind entlang der Wirbelsäule angesiedelt, links der »Mondkanal« (»ida«), rechts der »Strom der Sonne« (»pingala«) und in der Mitte der wichtigste, die »sushumna«. Mythologisch betrachtet liegt am unteren Ende der Wirbelsäule eine eingerollte Schlange, die »Kundalini-Yoga«, die durch bestimmte Übungen und Techniken aufgeweckt werden kann, damit sie sich ihren Weg nach oben bahnt.

Die Energielinien sind wie ein Netzwerk, das unseren energetischen Körper durchzieht. Sie ähneln unseren Nervenbahnen, sind jedoch nicht mit ihnen gleichzusetzen, weil ihre Energie viel feinstofflicher und noch nicht wissenschaftlich messbar ist. Immer wenn sich zwei dieser Energiekanäle kreuzen, entsteht ein Energiewirbel, der »Chakra« genannt wird. Das heißt übersetzt so viel wie »Rad«. Die Chakren werden häufig auch als »Lotosblüten« beschrieben, die eine unterschiedliche Anzahl von Blütenblättern haben. Die wichtigsten Energiewirbel befinden sich entlang der Wirbelsäule und entsprechen verschiedenen Bewusstseinszuständen, die sich auch in den Elementen und Planeten der westlichen Astrologie wiederfinden.

Die folgende Tabelle zeigt Ihnen die Zuordnungen:

Name	Lage	Element/ Zustand	Eigenschaft	Planet
Muladhara (Wurzelstütze) (4 Blütenblätter)	Steißbein, Damm	Erde	Bodenständigkeit, Erdung	Venus, Saturn
Swadishtana (Wohnung des Selbst) (6 Blütenblätter)	Kreuzbein	Wasser	Selbstachtung, Sexualität	Mond, Pluto
Manipura (Stadt der Juwelen) (10 Blütenblätter)	Solarplexus, Sonnengeflecht	Feuer	Wille, Macht	Sonne, Mars
Anahata (das nicht Hörbare) (12 Blütenblätter)	Herzzentrum (mittig)	Luft	Liebe, Bhakti, Berührung	Venus
Vishuddhi (Ort der Reinigung) (16 Blütenblätter)	Kehle	Äther	Sprache, Wahrheit	Merkur
Ajna (Befehl) (2 Blütenblätter)	Stirnmitte	Intuition	Weisheit	Uranus
Sahashara (1000 Strahlen) (1000 Blütenblätter)	Kopfmitte, Scheitel	Samadhi, Erleuchtung	Istzustand aller Chakren	

Wenn Sie Ihre Hände auf den einen oder anderen Punkt Ihres Körpers legen, wird Ihr Atem meistens genau dorthin strömen, wohin Ihre Hände Ihre Aufmerksamkeit lenken. Woran liegt das? Atem ist Energie. Die Aufmerksamkeit folgt der Energie. Energie ist Bewusstsein. Mit der folgenden Übung können Sie recht einfach überprüfen, inwieweit dies für Sie zutrifft. Gleichzeitig finden Sie hier eine sehr angenehme und einfache Möglichkeit, ein Gefühl für Ihre Chakren zu bekommen und gleichzeitig deren Zustand zu harmonisieren. Der Chakra-Energie-Ausgleich ist eine Technik, die ich aus meiner Arbeit als Reikilehrerin kenne und ins Wellness Yoga integriert habe.

die andere auf den Bauch wandern. Spüren Sie, wie sich das anfühlt. Vielleicht kribbeln Ihre Hände ein wenig.

Anschließend legen Sie eine Hand auf Ihr Schambein – Ihr Venusdelta – und die andere ganz behutsam auf den Bereich Ihrer Kehle. Gönnen Sie sich auch hier einen Moment, sich einzufühlen. Lassen Sie sich etwas Zeit, und legen Sie dann eine Hand auf die Stirn und die andere auf den Damm. Lassen Sie Ihre Hände nun dorthin wandern, wo Sie sie am liebsten haben, und genießen Sie noch eine kleine Weile die Entspannung, ehe Sie sich wieder dem Alltag zuwenden – oder entspannt einschlafen.

Übung

Chakra-Energie-Ausgleich

Finden Sie eine Position – in der Rückenlage oder im Sitzen –, in der Sie entspannt sind. Legen Sie dann Ihre Hände auf Ihren Körper, und gönnen Sie sich Zeit, Ihren Atem zu fühlen. Lassen Sie nun eine Hand auf Ihr Herz und

Mit dieser kleinen Entspannungsübung sind wir wieder bei dem, was wesentlich ist: Wir müssen üben! Der beste Yogaweg und die allerbeste Technik werden uns nicht weiterhelfen, wenn wir nicht immer wieder den Weg auf unsere Yogamatte finden. Es ist immer wieder hilfreich innezuhalten, eine Pause zu dem herzustellen, was uns gerade beschäftigt, damit wir uns regenerieren und uns wieder besser spüren können. Durch diese Pausen entstehen fast unmerklich Veränderungen in Körper, Seele und Gemüt. Vielleicht reagieren wir ruhiger und gelassener auf Herausforderungen des Alltags und stellen fest, dass wir uns auf unsere ganz individuelle Pause freuen, in der wir Yoga machen. Oder, dass sich unsere Rückenschmerzen oder die monatliche Migräne unbemerkt aufgelöst haben. Vielleicht gehen wir aufrechter und bekommen positive Rückmeldungen von Freunden und Bekannten, dass wir irgendwie gut aussehen oder so entspannt wirken. Ob wir frisch verliebt sind, fragen sie. In gewisser Weise sind wir das vielleicht – verliebt in uns selbst und in das Leben, so, wie es ist.

Traditionelle Chinesische Medizin

Aus Beobachtungen und dem Wandel in der Natur – dem Wechsel von Tag und Nacht, dem Wetter und den Jahreszeiten – entstand im Laufe von Jahrhunderten das immer tiefer systematisierte System der chinesischen Medizin. Das Buch des Gelben Kaisers zur inneren Medizin von Huang Di Nei Jing, datiert auf ca. 1.000 v. Chr., ist bis heute das Leit- und Lehrbuch der Traditionellen Chinesischen Medizin. In ihm unterhalten sich der »Gelbe Kaiser« – er soll ca. 2.600 v. Chr. gelebt haben – und sein Minister über die Gesetze und Zusammenhänge des Lebens und der Medizin. Dem »Gelben Kaiser« wird darin sogar die Erfindung der Akupunktur und der chinesischen Schriftzeichen zugeschrieben.

Für mich stellte sich immer wieder die Frage, was denn eigentlich das verbindende Element der beiden Traditionen der Chinesischen Medizin und des Yoga ist – und die Antwort war irgendwann verblüffend einfach: Die Grundlage ist hier wie dort die Lebensenergie! Das »Prana« der Inder, das »Chi« der Chinesen. Beide Systeme gehen davon aus, dass der Mensch einen gesunden Körper braucht, um sich geistig vervollkommnen zu können, und beide haben dafür ein ganzheitliches System entwickelt. Allem, was lebt und existiert, liegt eine Kraft zugrunde. Diese Lebensenergie ist die gleiche Energie, die auf der menschlichen Ebene unseren geistigen, seelischen und physischen Körper entstehen lässt und am Leben erhält. Auch im Westen ist der Physik des 20. Jahrhunderts die Vorstellung nicht fremd, dass alle Materie auf Energie zurückzuführen ist. Die Energie ist im Grunde einfach da und immer vorhanden, und sie ist immer in Bewegung und in Veränderung.

Yin und Yang

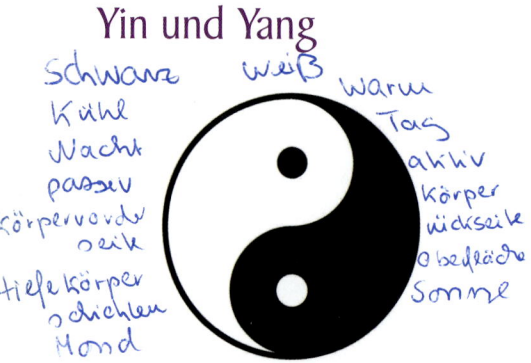

Jeder Veränderung der Energie liegt nach chinesischem Denken ein dynamisches Gleichgewicht zugrunde, das in der Monade von Yin und Yang symbolisiert wird.

Wenn wir dieses Symbol auf uns wirken lassen, kommt uns leicht die Symbolik von Tag und Nacht in den Sinn. Wir sehen in der Natur, dass die Nacht dem Tag folgt, und umgekehrt – Tag und Nacht bedingen und enthalten einander. Schwarz und Weiß sind die Farben, in denen alle anderen Farben enthalten sind. Bei der Betrachtung des Yin-Yang-Symbols sehen wir, dass die beiden Farben einander gegenüberstehen, aber trotzdem zwei Ausprägungen ein und desselben Zustands sind. Wir finden hier die Abbildung eines dynamischen Gleichgewichts, das nie die absolute Ausgewogenheit symbolisiert. Yin und Yang sind relativ – etwas Dunkles gibt es nur, weil es etwas Helles gibt. Der Tag wird somit erst durch die Nacht möglich.

Alle Dinge verändern sich, nichts im Leben ist von Dauer (auch wenn wir es uns vielleicht oft wünschen). Aus Sicht der TCM bedeutet das, dass Yin und Yang einem ständigen Wandel unterworfen sind, d.h., sie wandeln einander ständig um. Diese Auffassung ist sowohl im indischen als auch im fernöstlichen-chinesischen Denken fest verankert. Daraus lassen sich drei wesentliche Prinzipien für das Yin-Yang-Konzept ableiten:

☯ Yin und Yang erzeugen einander.
☯ Yin und Yang bedingen einander.
☯ Sie sind nie absolut, denn sie sind ineinander enthalten.

Bleiben wir noch etwas bei dem Beispiel von Tag und Nacht. Die Kühle der Nacht und der Mond sind Symbole für Yin, die Hitze des Tages und das Licht der Sonne stehen für Yang. Da der Mensch nachts meist ruht, wird dem Yin die Passivität zugeordnet und dem Yang die Aktivität. Die Erde und alles, was unten und innen ist, entspricht Yin, der Himmel und alles, was oben oder außen ist, gehört zu Yang. (Wie Sie sich vielleicht erinnern, begegnet uns die gleiche Symbolik auch in der Begrifflichkeit des Hatha-Yoga.)

Dieses Konzept lässt sich auch auf den Menschen und seinen Körper übertragen. Die Innenseite der Extremitäten und die Vorderseite des

Rumpfes gelten als Yin. Es ist die Seite, mit der wir einen Menschen umarmen, den wir gern haben. Die Außenseite und die Rückseite von Armen, Beinen und Rumpf gelten als Yang. Es ist die Seite, die uns Schutz gewährt, die, mit der wir uns dem Sturm entgegenstellen, um die Kälte abzuwehren. Alles, was tief in uns, in unserem Körper ist, wird dem Yin zugeteilt. Die oberen und äußeren Gewebeschichten hingegen eher dem Yang. Krankheiten können durch zu viel Hitze oder durch zu viel Kälte entstehen. Wenn wir frieren, können wir auf einen Yang-Mangel schließen, und wenn wir uns heiß oder fiebrig fühlen, auf ein Zuviel an Yang oder ein Zuwenig an Yin. Nach Auffassung der fernöstlichen Medizin stagniert in einem solchen Fall die Lebenskraft, und wir müssen sie wieder zum Fließen bringen.

Dafür kennt die TCM verschiedene Methoden – bei uns ist wahrscheinlich die Akupunktur am bekanntesten, bei der während einer Behandlung bestimmte Energiepunkte der Meridiane mit feinen Nadeln stimuliert werden, um so den Fluss des Chi zu aktivieren. Auch bestimmte Druck-Punkt-Massagen wie »Shiatsu« oder die »Traditionelle Thai-Massage« folgen diesem Prinzip. Auch »Qigong« – die Bewegung des Chi – hat einen festen Platz als Gesundheitsvorsorge in der TCM. Bei uns weniger gebräuchlich sind die Kräuterrezepturen der chinesischen Ärzte. Obwohl sie nicht unbedingt wohlschmeckend sind, lohnt sich ihre Anwendung, denn die Erfolge sind verblüffend. Mittlerweile finden sich auch bei uns im Westen ausreichend chinesische Ärzte, die wissen, wie sich diese hochwirksamen Mischungen herstellen und anwenden lassen.

Meridiane

Die Meridiane bilden ein an der Oberfläche des Körpers weit verzweigtes Netz von Energiekanälen. Sie führen das Chi zu den Organen und zu allen Körperzellen. Wenn die Energie frei fließt, führt sie zu Wohlergehen und beständiger Weiterentwicklung. Wenn die Energie allerdings stagniert, verschließen wir Teile unseres Körpers und unserer Seele dem Fluss der universalen Lebensenergie. Folglich bleibt auch unsere Weiterentwicklung an diesem Punkt stehen. Deshalb ist es immer wieder wichtig, dass wir uns Pausen schaffen, damit wir unsere ureigensten Bedürfnisse spüren und ihnen folgen können.

Der Verlauf der Meridiane folgt ungefähr den Bahnen der großen Blutgefäße und Nerven sowie dem Verlauf des Bindegewebes. Deshalb können wir den Fluss des Chi durch Akupressur, Massage und das Wellness Yoga beeinflussen und dadurch unser

Wohlbefinden steigern. In der TCM gibt es fünf Elemente (Wasser, Holz, Feuer, Erde, Metall) und zwölf Hauptmeridiane (Niere, Blase, Leber, Gallenblase, Herz, Dünndarm, Herzbeutel (Perikard), Dreifacher-Erwärmer, Milz, Magen, Lunge, Dickdarm).

Die Chinesen folgen in der Betrachtung der Elemente dem Zyklus der Jahreszeiten. Und so, wie alle Elemente in der Natur vorkommen, lassen sie sich auch im menschlichen Körper finden: das Wasser der Lymphe, die Wärme unserer Körpertemperatur und des Blutes, die Luft unseres Atems oder unsere Knochen, die wieder zu Erde werden. Die Elemente der TCM entsprechen nicht ganz den Elementen der westlichen Sichtweise – sie enthalten ein viel weiterreichendes Spektrum an Zuordnungen, die den ganzen Menschen umfassen. Damit Sie sich ein besseres Bild davon machen können, folgt nun ein Überblick über dieses Spektrum.

Die Elemente in der Traditionellen Chinesischen Medizin

	Wasser Niere/Blase	Holz Leber/Galle	Feuer Herz/Dünn-darm/ Perikard/Dreifa-cher-Erwärmer	Erde Magen/Milz	Metall Lunge/Dickdarm
Jahreszeit	Winter 7. Nov.– 19. Jan.	Frühling 20. Jan.– 19. März	Sommer 20. März– 4. Juni	Spätsommer 5. Juni–21. Aug.	Herbst 22. Aug.– 6. Nov.
Klima	kalt	windig	heiss	schwül	trocken
Chakra	Muladhara, Swadishthana	Manipura	Anahata	Manipura, Muladhara	Vishuddi
Gewebe	Knochen, Gelenkschmiere	Muskeln, Sehnen	Blutgefäße	Blut, Muskulatur, Lymphe	Haut, Verdauungstrakt
kontrol-liert	Geschlechts-organe, Urin, Ausscheidung, Grundenergie	Chi-Fluss, Entgiftung	Blutkreislauf, Stoffwechsel (Blut)	Verdauung, Stoffwechsel (Nahrung)	Atmung Ausscheidung (Stuhlgang)
Sinnesor-gan	Ohr	Auge	Zunge	Mund	Nase
Farbe	Blau/Schwarz	Grün	Rot	Gelb	Weiß
Emotion	Angst, Weisheit, Annehmen	Mitgefühl, Ärger	Freude, Liebe, Hass	Sorge, Grübeln, Ausgeglichenheit	Trauer, Kummer, Loslassen, Mut

Die Elemente werden in der TCM den Organen zugeordnet und diese von je einem Meridianpaar mit Energie versorgt. Die Organe werden unterteilt in Yin-Organe (»Speicher-organe«, substanzhaltig), zu denen Herz, Leber, Milz, Niere und Lunge gehören, und in Yang-Organe (»Hohl-organe«), denen Magen, Dickdarm, Dünndarm, Gallenblase, Blase zuge-ordnet werden. Je ein Hohl- und ein Speicherorgan sind aneinandergekop-pelt und bilden einen sogenannten Funktionskreis wie z.B. Lunge/Dick-darm. Obwohl die Organfunktionen verschieden sind, sind die Aufgaben doch ähnlich. Im Fall der Lunge bedeutet es, dass Überflüssiges ausge-schieden und Wesentliches behalten wird, und im Fall des Dickdarms wer-den Nährstoffe in den Körper eingela-gert und Überflüssiges ausgeschieden. Der Aspekt der Umwandlung ist in diesem Funktionskreis ausschlagge-bend. Auf diese Weise bleibt das Chi, also die Lebenskraft, im Fluss. Weil die Speicherorgane als wichtiger erachtet werden, spricht man nur von »Lunge«, wenn der Funktionskreis Lunge/Dickdarm gemeint ist.

In den Abschnitten über die einzelnen Elemente werde ich tiefer auf ihre jeweiligen Qualitäten eingehen. Für jedes Element habe ich verschiedene Übungsfolgen konzipiert, die eine Harmonisierung des jeweiligen Elementes durch Yoga bewirken. Da dem Element Feuer zwei Meridianpaare zugeordnet sind, finden Sie dort eine erweiterte Übungsfolge, die auf beide Energieleitbahnen wirkt. Zunächst möchte ich Ihnen jedoch noch zwei »Sammelleitbahnen« vorstellen, die gewissermaßen ein Reservoir für alle Yin- und Yang-Energien darstellen und deren Ist-Zustand spiegeln. Es handelt sich um das »Konzeptionsgefäß« und das »Gouverneur-« oder »Lenkergefäß«. Sie werden auch »Ren Mai« und »Du Mai« genannt.

»Ren Mai« und »Du Mai«

Das »Konzeptionsgefäß« (»Ren Mai«) heißt auch »Mütterlicher Strom«. Diese Leitbahn entspringt im Damm und fließt entlang der Mittellinie des Körpers nach oben, bis sie in der Grube unter der Unterlippe endet. »Ren Mai« ist die Sammelstelle für alle Yin-Organe und besonders wichtig für die weiblichen Geschlechtsorgane. Es unterstützt die Fähigkeit, in sich zu ruhen und sich dem Leben zu öffnen.

Das »Gouverneur-« oder »Lenkergefäß« wird auch »Du Mai« genannt. Es beginnt am After und verläuft die Wirbelsäule entlang nach oben zum Kopf; es fließt dann über den Kopf, läuft über die Stirn und die Nase und endet hinter der Zahnreihe des oberen Gaumens. »Du Mai« reguliert den Energiefluss aller Yang-Organe und ist wichtig für die Wirbelsäule, die Muskeln und das Nervensystem. Es hilft z.B. bei Stress, innerlich zentriert zu bleiben.

Diese beiden Hauptkanäle regulieren zusammen das gesamte Yin und Yang im Körper. Sie bilden zusammen den »Kleinen Energiekreislauf«, dem alle lebenswichtigen Organe (im Sinn der TCM) angeschlossen sind. Der Kreislauf wird durch die *Shakti-Atmung* aktiviert, harmonisiert und gereinigt. Er durchfließt nach der taoistischen Lehre 13 Energiezentren, die zum Teil identisch sind mit den Chakren aus dem Yogasystem.

Shakti-Atmung

Die *Shakti-Atmung* ist eine der grundlegenden Atemtechniken des Wellness Yoga. Sie haben mit ihr eine wunderbare Möglichkeit, den Fluss der beiden oben genannten Energieleitbahnen zu harmonisieren und einen ausgewogenen Zustand im energetischen Fluss aller Meridiane zu bewirken. Vielleicht legen Sie eine kleine Pause ein und probieren diese Technik der Atem-Energie-Lenkung gleich einmal aus:

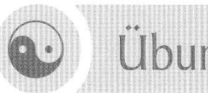 **Übung**

Finden Sie eine bequeme Position im Liegen (z.B. mit aufgestellten Beinen) oder im Sitzen (gern auch auf einem Stuhl). Lassen Sie Ihre Wirbelsäule dabei gerade, und lehnen Sie sich nicht an. Legen Sie nun Ihre Zunge sanft an den oberen Zahnrand, und lassen Sie Ihren Atem nur durch die Nase fließen – bei der Einatmung ebenso wie bei der Ausatmung.

Spüren Sie, wie die Luft durch Ihre Nase ein- und wieder ausströmt. Verweilen Sie einige Atemzüge. Fühlen Sie, wie Ihr Atem immer weiter nach unten in Ihren Brustraum strömt und anschließend wieder nach oben, wo er dann durch die Nase wieder austritt.

Nach einigen Atemzügen lassen Sie ihren Atem noch weiter nach unten fließen – bis in den Bauchraum und dann in die Becken-schale. Von dort strömt er durch die Nase wieder aus. Verweilen Sie einen Moment in dieser tiefen Atmung.

Lassen Sie nun Ihren Atem wieder in die Beckenschale strömen und mit der nächsten Ausatmung über die Rückseite Ihres Körpers, an der Wirbelsäule entlang und bis nach oben in den Scheitel.

Hinweis:

Wenn Sie die Übung intensivieren möchten, können Sie am Ende der Einatmung die Schließmuskulatur nach oben (innen) ziehen. Stellen Sie sich dabei vor, wie dadurch die Energie Ihres Atems an der Wirbelsäule entlang nach oben gelenkt wird. Entspannen Sie die Schließmuskulatur am Ende der Ausatmung wieder. Diese Technik nennt man auch *Mula-Bandha*.

Probieren Sie es aus: Lassen Sie Ihren Atem für die nächsten 10 Atemzüge auf diese Art und Weise fließen. (Später können Sie die Zeitdauer nach Belieben ausdehnen.)

Atmen Sie dann tief in Ihren Bauch, reiben Sie kräftig Ihre Hände aneinander, und wenden Sie Ihre Aufmerksamkeit wieder der Außenwelt zu.

Wie Wellness Yoga entstand, oder wie ich zum Yoga kam

Wellness Yoga wurde aus der Praxis heraus geboren. Seit Ende der 70er-Jahre beschäftige ich mich mit Astrologie, und ich habe alternative Wege der Heilung für mich entdeckt. Durch das »Sivananda Yoga« erlernte ich die ersten Grundprinzipien des Yoga. Meine Lehrerin Gabriele Gries-Huffener (Gauri Devi) wurde eine meiner besten Freundinnen, und die nächtlichen Gespräche und Diskussionen mit ihr und ihrem Mann machten mich auf liebevolle Weise mit dem traditionellen Gedankengut des Yoga und mit anderen spirituellen Traditionen vertraut.

Ich begann Anfang der 80er-Jahre, Hatha-Yoga nach der Methode »Vishwayatan«, damals in München durch Angela Englmann vermittelt, zu unterrichten. Als ich Adelheid Ohlig, die Begründerin des »Luna Yoga®«, kennenlernte, war ich von ihrer Art des Unterrichtens begeistert – sie lehrte damals noch Hatha-Yoga und erst später ihre eigene Methode. Ich lernte bei ihr, das traditionelle Yoga von Dogmen zu befreien und tiefer, als Erfahrungswissenschaft, zu begreifen. Einige ihrer Abläufe und Ideen im Yogaunterricht sind bis heute eine Inspiration für meine Tätigkeit als Yogalehrerin.

Seit Mitte der 80er-Jahre reise ich einmal jährlich nach Indien und Thailand. Da ich oft für längere Zeit dort gewesen bin, blieb es nicht aus, dass ich mich immer wieder in buddhistischen Tempeln und indischen Ashrams aufgehalten habe. Damit verbunden waren u.a. Rückzugszeiten für buddhistische Meditation, sogenannte Vipassana-Retreats, sowie Aufenthalte in der von Swami Sivanda gegründeten »Divine Life Society« in Rishikesh, wo ich einen anderen Zweig der »Sivananda«-Tradition kennenlernte. In Thailand zog es mich immer wieder in die Nähe von Chiang Mai, wo ich mehrere Ausbildungen in Traditioneller Thai-Massage abschloss und immer wieder bei Mantak Chia, dem Begründer des Tao Yoga, hinzulernte. Mich fasziniert, bis heute unabhängig von seiner Person, die Einfachheit seines Systems, mit dem er taoistische Prinzipien bis heute praxisnah vermittelt.

Irgendwann und irgendwie – wann genau, weiß ich ehrlich gesagt nicht mehr – entstand in mir die Überzeugung, dass Yoga und Traditionelle Chinesische Medizin im Grunde die gleiche Wurzel besitzen und sich bei aller Verschiedenheit eigentlich sehr ähneln. Ich begann, nach Zusammenhängen und Möglichkeiten zu forschen, die Meridianenergie durch bestimmte Yogatechniken zu beeinflussen. Parallel dazu ergab sich, dass sich meine Tätigkeit als Yogalehrerin von den anfänglichen Privatkursen vermehrt in den Fitnessbereich verlagerte. Ich habe die Angewohnheit, nur das zu lehren, was ich selbst erfahren und verstanden habe oder von dem ich zumindest glaube, es verstanden zu haben.

Meine Fitnessstunden bestanden aus einer dynamischen Übungseinheit und aus Yogaübungen mit einer längeren, entspannten Verweildauer. Im Lauf der Jahre sah ich die Notwendigkeit, meine Kursinhalte mit einem Namen zu versehen. Durch einen Zufall und ein Telefonat mit einer Kollegin bezeichnete ich das »Kind« zunächst mit »Wellness Yoga« – und dabei blieb es. Vielleicht verwirrte dieser Name am Anfang ein wenig, weil damit der Gedanke an einen vorwiegend entspannungs-betonten Unterricht verbunden war. Für mich war und ist jedoch ausschlaggebender, dass durch den Unterricht ein Gefühl des körperlichen und seelischen Wohlbefindens entsteht. Deshalb ist für das Wellness Yoga der Wechsel von Anspannung, Dynamik und Entspannung, wie es auch bei vielen anderen Methoden des Yoga der Fall ist, wesentlich. Eine Stunde Wellness Yoga kann aus diesem Grund entspannungsbetont und gleichzeitig kräftig und aktiv gestaltet sein.

Der Weg zu meiner Yogamethode führte über meine Suche nach Übungen zur Aktivierung der Meridianenergie. Bei Boris Tatzky lernte ich das »Yoga der Energie« kennen und schätzen und vertiefte mich in die Atem- und Energielenkungen auf Grundlage der »Hatha-Yoga Pradipika«. Ich lernte Shiatsu und die Meridiandehnungen nach Masunaga. Darüber hinaus experimentierte ich mit Energielenkungen in Verbindung mit den »Heilenden Lauten« (nach Chia). Ich forschte und experimentierte weiter, und dann kam mir ein scheinbarer Zufall zu Hilfe:

Nach einem Flug und einer langen Busreise war ich nach langer Zeit wieder einmal in Chiang Mai angekommen. Chiang Mai ist die zweitgrößte Stadt Thailands, aber sie hat den Charme eines großen Dorfes bewahrt. Es war still, als ich morgens um 3 Uhr dort ankam. Ich befand mich in der Altstadt, es fuhren kaum Autos, die Unterkünfte und Bars, an denen ich vorbeilief, waren fast alle geschlossen, oder es stand jemand an der Rezeption, der mir sagte, dass erst morgens wieder jemand für die Zimmervermittlung da sei. Ich wusste also nicht so recht, wo ich hinsollte.

Ich war wie so oft der Fährte meiner Intuition gefolgt – irgendetwas hatte mich hierher gezogen. Für ein paar Augenblicke war ich nicht sicher, ob ich darüber wirklich glücklich war. Dann entschied ich mich, meinen

Rucksack in einer ruhigen Ecke ab-
zustellen und die nächtlich stille Stadt
zu Fuß zu erkunden. Ich wusste nicht,
warum ich hier war, aber ich wusste,
ich war am richtigen Ort. Um es kurz
zu machen: Ich fand auf meinem Spaziergang die beiden Yogazentren, die
für mich in den nächsten Jahren relevant werden sollten. Ich entdeckte in
ihnen das »Yin Yoga« und vieles mehr.
Darüber hinaus fand ich die Praxis
»meiner« chinesischen Ärztin wieder,
die ich noch von früheren Reisen
kannte, und bei der ich immer wieder
in die Welt der TCM entführt wurde
… Kurz vor Sonnenaufgang traf ich
am nördlichen und südlichen Stadttors
auf die beiden Qigong-Gruppen, die
dort fast jeden Morgen praktizieren.
Ich beobachtete die in safranfarbene
Gewänder gekleidete Mönche bei
ihrer morgendlichen Almosenrun-
de, bei der sie von der Bevölkerung
Nahrung gespendet bekommen. Jeder
Thai empfindet es meines Wissens als
Privileg, den Mönchen Essen, Geld
oder was auch immer zukommen
lassen zu dürfen. Als es allmählich hell
wurde, fand ich eine Pension, die ich
noch aus früheren Zeiten kannte.

In Chiang Mai lernte ich in einem
der beiden Yogazentren durch Sara
Avant Stover »Yin Yoga« und »Anusa-
ra Yoga« kennen, und besonders Yin
Yoga war (und ist) eine Offenbarung
für mich. Das Yin-betonte Üben ist
seither ein wesentlicher Bestandteil
meiner eigenen Yogapraxis und einer

der wesentlichen Bestandteile meines
Wellness Yoga. Yin Yoga gründet auf
den Forschungen von Hirsohi Motoyama, der in seiner über 40-jähri-
gen Forschungsarbeit die Hypothese
aufgestellt hat, dass Yoga und Qigong
die gleichen Wurzeln haben. Er fand
heraus, dass die energetischen Leitbahnen beider Systeme fast identische
Verlaufslinien haben. Weil der Verlauf der Meridianpaare dem Verlauf
der Nervenbahnen und den tieferen
Schichten des Bindegewebes entspricht, lässt sich der Fluss der Energie
in diesen Leitbahnen durch Massage,
Akupunktur oder Wellness Yoga beeinflussen.

Für seine Arbeit und sein Forschen
bin ich H. Motoyama unendlich
dankbar, denn dadurch wurde meine
Vermutung bestätigt, dass chinesische
Tradition (in diesem Fall die Medita-
tions- und Bewegungsform Qigong)
und Yoga in irgendeiner Art und Weise
zusammenhängen. Bei Motoyamas
Schüler Paul Grilley lernte ich später,
dass die tiefen Schichten des Bindegewebes – die Sehnen, Knorpel und
Bänder, die die Knochen zusammenhalten – eine ganz andere Gewebestruktur haben als die Muskulatur.
Sie benötigen aufgrund ihres hohen
Kollagenanteils eine längere Verweildauer von 3 Minuten, um auf einen
Dehnungsimpuls reagieren zu können.
Diese Erkenntnis nutzte ich bei der
Entwicklung meines Wellness Yoga.

Wellness Yoga in der Praxis

Stundenaufbau

Eine Stunde Wellness Yoga beinhaltet verschiedene Phasen, für die Sie im Praxisteil viele Vorschläge finden:

☯ Bewusstes Atmen

Atem- und Entspannungstechniken, die die Elemente im Sinn der TCM aktivieren

☯ Sanftes Yoga

Übungen und Bewegungsabläufe, die den Körper aufwecken und entspannen und darüber hinaus eine tiefe Wirkung auf das Nervensystem haben

☯ Yin-Flows

Aufeinander aufbauende Haltungen mit einer verlängerten entspannten Verweildauer (bis zu 5 Minuten), die auf die tiefen Schichten des Bindegewebes wirken und einzeln oder als fester Ablauf geübt werden können

☯ Yang-Flows

Haltungen und Bewegungszyklen, die auf die Muskulatur wirken und sowohl den Kreislauf als auch den Stoffwechsel aktivieren

☯ Chi-Haltungen

Haltungen aus der taoistischen Kriegertradition, die den Fluss der Lebenskraft aktivieren und zu Kraft sowie Durchhaltevermögen führen

☯ Entspannung und Meditation

Verschiedene Entspannungstechniken können genutzt werden.

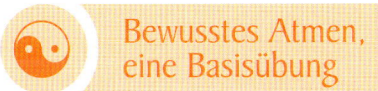

Bewusstes Atmen, eine Basisübung

Der Atem ist die Basis für das Leben im Allgemeinen und für das Yoga ganz im Besonderen. Die verschiedenen Meridiansysteme lassen sich meiner Erfahrung nach durch spezifische Atemmuster aktivieren, die im Praxisteil der jeweiligen Kapitel beschrieben sind. In jedem Fall sollte der Atem sanft fließen und tief sein, und das lässt sich mit der folgenden Basisübung für bewusstes Atmen erreichen.

Legen Sie sich entspannt auf den Rücken, und legen sie Ihre Hände auf Ihr Becken. Wenn Sie möchten, können Sie dabei die Füße aufstellen. Spüren Sie, wie Ihr Atem kommt und geht. Beim Einatmen hebt sich die Bauchdecke, und beim Ausatmen sinkt sie tief nach innen. Lassen Sie mit jeder Ausatmung die Bauchdecke noch tiefer nach innen sinken, jedoch ohne sie aktiv nach innen zu ziehen. Vielleicht finden Sie den Punkt, an dem ganz von allein eine natürliche Atempause einsetzt. Lassen Sie von dort aus Ihren Atem völlig frei und mühelos nach oben steigen. Verweilen Sie bei diesem tiefen, entspannten Atemfluss, und vielleicht können Sie fühlen, wie Sie dadurch ruhiger werden. Wenn Sie feststellen, dass Ihre Gedanken abschweifen, können Sie sich beim Einatmen denken »Ich atme ein« und bei der Ausatmung »Ich atme aus«.

Wenn Sie feststellen, dass Sie gedanklich wieder voll und ganz bei Ihrem Atem angekommen sind, können Sie mit dem freien Atmen fortfahren. Reiben Sie zum Beenden der Übung beide Hände kräftig aneinander. Legen Sie sich nun auf Ihre Lieblingsseite, und rollen Sie sich ein wie ein kleiner Embryo. Gönnen Sie sich einen Moment der Ruhe, und wenden Sie sich dann langsam wieder der Außenwelt zu.

Sanftes Yoga

Das Sanfte Yoga besteht aus Übungsabläufen, die Sie eigentlich zu jeder Zeit trainieren können, z.B. abends nach der Arbeit oder wenn Sie sich aus irgendeinem Grund angespannt fühlen. Die Übungen entspannen den Rücken, beleben die Wirbelsäule und bereiten sehr gut auf die sogenannten »Yin-Flows« und »Yang-Flows« vor. Viele dieser Bewegungsfolgen aktivieren zudem den Hormonhaushalt und wirken durch die tiefe Atmung beruhigend auf das Nervensystem.

Yin-Flows

Als »Flow« bezeichne ich eine Bewegungsfolge, die verschiedene Haltungen und Abläufe des Yoga miteinander verbindet, und sie fließend ineinander übergehen lässt. Er entspricht in etwa dem Prinzip der »vinyasas« aus dem traditionellen Yoga: Bewegung und Gegenbewegung ergänzen sich dabei so, dass z.B. einer Vorwärtsbeuge ein Rückwärtsbeuge folgt. Durch den Fluss der Bewegung entsteht eine harmonisierende Wirkung auf den Körper und die Seele. Die Bewegungsabläufe sind so konzipiert, dass sie die Meridiansysteme im Sinn der TCM harmonisieren.

In unserem Körper ist unterhalb der Haut die Muskulatur. Da sie eher zum

Außen gehört, wird sie zum Yang gezählt. In der tieferen Schicht der Haut sind Sehnen, Knorpel und Bänder, die die Knochen zusammenhalten. Sie gehören zum Yin, weil sie tief im Inneren liegen. Als »Yin« bezeichne ich im Sinn der TCM alles, was tiefer im Inneren des Körpers liegt – vor allem die unteren Schichten des Bindegewebes, das in Form von Sehnen, Knorpeln und Bändern die Knochen zusammenhält. Da der Kollagenanteil dieser Gewebestruktur sehr hoch ist, ist das tiefe Bindegewebe ziemlich unelastisch und braucht recht lang, bis es auf einen Dehnungsimpuls reagiert. Deshalb wirken die Yin-Flows erst, wenn man 3–5 Minuten in der Haltung verweilt hat. Die Übungen bestehen demzufolge oft aus entspanntem Vorwärtsbeugen. Gewöhnen Sie Ihren Körper am besten langsam daran: Beginnen Sie zunächst mit 1–2 Minuten, und nähern Sie sich langsam einer längeren Verweildauer. Vielleicht möchten Sie ja zunächst auch nur eine einzelne Yin-Übung auswählen, die Sie besonders anspricht, und die sie dann in Ihre bereits bestehende Yogastunde integrieren? Der Sitzende *Schmetterling* (siehe Seite 76) wäre mein Tipp dazu, weil er mehrere Meridiansysteme aktiviert. Am besten verweilen Sie einfach für 3 Minuten in dieser Haltung, ehe Sie mit Ihrem üblichen Yogaprogramm beginnen.

Durch die längere Verweildauer in den einzelnen Haltungen der Yin-Flows haben Sie ausreichend Zeit, den Atem zu spüren und sich mit Widerständen anzufreunden. Die Yin-Flows haben eine wunderbar beruhigende Wirkung auf unser Nervensystem und sind in Zeiten sehr hilfreich, in denen unser Leben zu schnell und hektisch ist und unser innerer Rhythmus nicht mehr mit dem äußeren Rhythmus in Einklang ist. Wenn Sie sich an manchen Tagen etwas außer Atem fühlen, können Sie vielleicht mit einem Yin-Flow gut entspannen. Viele Frauen lieben auch die Yin-Flows in der Zeit ihrer Menstruation.

Yang-Flows

Das *Sonnengebet* und der *Tibetische Gruß* sind Yang-Flows aus traditionellen Methoden des Yoga. Sie wirken meiner Erfahrung nach auf alle Meridiansysteme und bestehen aus schnellen, rhythmischen Wechseln und manchmal auch aus länger andauernden Haltungen. Auf diese Weise wird die Muskulatur angesprochen und der Stoffwechsel aktiviert.

Für das Wellness Yoga wurden Flows entwickelt, die gezielt für die schwerpunktmäßige Harmonisierung eines Elementes (im Sinne der TCM) gedacht sind. Da die Energieleitbahnen sich teilweise überlappen, können sie auf mehrere Meridiansysteme gleichzeitig wirken. Die Leitbahnen überlappen sich, z.B. die Leitbahnen von Milz (Erde), Niere (Wasser) und Leber (Holz) im Bereich der Leiste und der inneren Oberschenkelmuskulatur, sodass die Dehnung in diesem Bereich auf die genannten Systeme einwirkt. Im Grunde bringt die Harmonisierung eines Elementes die Harmonisierung der anderen mit sich. Im Praxisteil über die Elemente finden Sie hierzu ausreichend Hinweise.[6]

Chi-Haltungen

Die Chi-Haltungen entstammen ursprünglich der taoistischen Kriegertradition und beinhalten eine immense Kräftigung von Körper, Geist und Seele. Die Übungen stärken die Widerstandskraft und das Durchhaltevermögen, und sie sind mittlerweile ein fester Bestandteil meiner Kurse. Deshalb möchte ich sie Ihnen hier nicht vorenthalten. Ich habe diese

Übungen bei Sara A. Stover in Chian Mai entdeckt, und sie erinnern mich an die Methode *Iron Shirt Chi Kung* von Mantak Chia.

Entspannung und Meditation

Entspannung ist notwendig, damit wir uns von den Anforderungen eines manchmal stressigen Alltags regenerieren und unsere »Lebensbatterie« wieder aufladen können. In den einzelnen Abschnitten über die Elemente finden Sie Meditationen, Entspannungs- und Atemtechniken, die den Energiefluss im jeweiligen Element harmonisieren. Die *Shakti-Atmung* sowie die nun folgende »Reise des Lächelns« eignen sich für die Harmonisierung aller Elemente. Ich habe sie bei Adelheid Ohlig und auch bei Mantak Chia entdeckt.

---

6 Auf eine Beschreibung von Sonnengebet und Tibetischen Gruß habe ich innerhalb dieses Textes verzichtet, weil es schon ausreichend Literatur darüber gibt; die Beschreibung des Tibetischen Grußes finden Sie z.B. in meinem Buch Frauen-Yoga, das Sie zur Zeit über meine Website www.yogashakti.de bestellen können.

Übung: Reise des Lächelns

Finden Sie eine Position in Rückenlage, die Ihnen guttut. Entspannen Sie, indem Sie sich auf Ihren Atem konzentrieren. Lassen Sie ein leichtes Lächeln um Ihre Lippen spielen, das sich nach und nach in Ihrem Gesicht ausbreitet, bis hin zu den Augenwinkeln. Alle Poren Ihres Gesichtes lächeln leicht, so, als ob Sie den Duft Ihrer Lieblingsblüte einatmen. Spüren Sie, wie sich das Lächeln in Ihrem ganzen Körper ausbreitet – all Ihre Körperzellen lächeln und freuen sich. Durch das Lächeln wird das Chi zum Fließen gebracht, Energieblockaden werden durchlässig und dadurch aufgelöst. Nur durch Stille, Ruhe und Gelassenheit können Sie am Anfang das Fließen der Energie spüren.

Begeben Sie sich zu den Organen: Bringen Sie dann Ihre Aufmerksamkeit in Ihre **Leber**. Sie ist rechts unterhalb der Rippenbögen und zuständig für die Entgiftung Ihres Körpers. Auf der seelischen Ebene wandelt sie Ärger und Verdruss in Mitgefühl. Atmen Sie in Ihre Leber, lächeln Sie Ihrer Leber zu, spüren Sie Ihre Leberenergie, und hüllen Sie sie in das saftige Grün taufrischer Wiesen.

Erspüren Sie dann Ihre **Milz**. Sie ist links unter den Rippenbögen, und die zugeordnete Farbe ist ein sonniges Gelb. Die Milz ist in erster Linie ein Verdauungsorgan und ein Blutreservoir, sie hilft, Ihren Körper zu entgiften. Auf der seelischen Ebene wandelt sie Grübeln und Sorge in Fairness und Gleichmut. Atmen und lächeln Sie in Ihre Milz, und hüllen Sie sie in das Gelb eines sonnigen Rapsfeldes.

Lenken Sie nun Ihre Aufmerksamkeit in die **Nieren**. Sie sind der Speicher Ihrer individuellen Lebensenergie und haben viel mit der Sexualität zu tun. Die Nieren filtern das Blut und regulieren den Haushalt der Körperflüssigkeiten. Atmen und lächeln Sie in Ihre Nieren, und hüllen Sie sie in tiefes, kräftiges Blau.

Spüren Sie Ihren Atem, und verbinden Sie sich mit der Energie Ihrer **Lunge**. Solange der Atem in uns strömt, sind wir lebendig. Die Lunge transformiert unsere Trauer in Mut und Gerechtigkeitssinn. Verbinden Sie sich mit der Energie Ihrer Lunge, spüren Sie sie, und atmen und lächeln Sie ganz bewusst in Ihre Lunge. Hüllen Sie Ihre Lunge in das strahlende Weiß einer Wolke.

Wenden Sie sich dem Rhythmus Ihres schlagenden **Herzens** zu. Es schlägt ca. 72 Mal pro Minute und bringt so das Blut auf seinen Weg. Auf der seelischen Ebene wandelt das Herz Stress und Hektik in Freude und verändert Hass und Abneigung in Wohlwollen und Sympathie. Konzentrieren Sie sich auf den Rhythmus Ihres Herzschlags. Atmen Sie, und lächeln Sie in Ihr Herz, und hüllen Sie es in das kräftige Rot einer untergehenden Abendsonne.

Verweilen Sie so lange Sie möchten. Reiben Sie dann Ihre Hände kräftig aneinander, und schütteln Sie beide Arme und Beine aus. Gelangen Sie nun langsam in ihren Körper zurück, und wenden Sie sich so gestärkt wieder der Außenwelt zu.

Hinweis:
Sie können die Entspannungsreise auch als einfache Meditation praktizieren, unabhängig von Ihren Yogaübungen.

Hinweis:
Es ist wichtig, dass Sie nach den Yin-Flows ausreichend entspannen. Danach können Sie z.B. mit einem der Yang-Flows fortfahren, den Sie am besten 2–3 Mal wiederholen, um die Qualitäten des ausgesuchten Elementes in sich zu stärken, ehe Sie mit einer Chi-Haltung und einer kleinen Entspannung enden.

Tipp:
Sie können die Wirkung der Übungen verstärken, indem Sie das Atemmuster der entsprechenden Elemente dafür verwenden.

☝ Hinweise für die Praxis

Die Körperhaltung

Es ist wichtig, dass Sie nur so weit in die Haltung hineingehen, wie es Ihrem Körper guttut. Versuchen Sie, den Punkt zu finden, an dem Sie sich weder unter- noch überfordern. Wenn Sie in verschiedenen Bereichen eine Dehnung wahrnehmen, ist das normal und völlig in Ordnung. Für eine optimierte Aktivierung des Bindegewebes (das gilt vor allem für den Bereich der Yin-Flows) ist eine Haltedauer von 3–5 Minuten notwendig. Natürlich werden Sie ab und zu feststellen, dass Sie zu tief in einer Haltung sind. Wichtig ist dann, dass Sie die Haltung Ihren Bedürfnissen anpassen.

Beachten Sie zweierlei Dinge, wenn Sie einen Bereich trainieren, der verletzt war, der steif oder auch überbeweglich ist:

☯ Deuten Sie die Haltung nur an – der Fluss der Lebenskraft wird vermutlich bereits durch eine angedeutete Haltung aktiviert.

☯ Achten Sie gut auf die Empfindungen, die durch die jeweilige Haltung in dem gedehnten Bereich ausgelöst werden. Versuchen Sie, ruhig zu werden und Ihre Muskulatur zu entspannen. Überlassen Sie Ihren Körper einfach der Schwerkraft, so gut es Ihnen möglich ist, und wenden Sie Ihre Aufmerksamkeit der Atmung zu.

Immer wenn wir uns bewegen, fließt das Chi überwiegend in die Muskeln und Faszien. Mit der Yin-Praxis wird beabsichtigt, das Chi tiefer in die Knochen und Gelenke fließen zu lassen, und das geschieht vor allem durch die längere Verweildauer.

Die Herausforderung liegt darin, besonders im Bereich des Yin-Yoga, den Punkt zu finden, an dem wir einfach still werden und innehalten und nur dann tiefer in eine Haltung hineinzugehen, wenn der Körper sich öffnet und uns einlädt, tiefer zu gehen. Verzichten Sie darauf, Ihren Körper mit muskulärer Kraft weiter in die Haltung zu dehnen, und entspannen Sie sich einfach in der Haltung.

Achtung:
Sollte ein scharfer, stechender Schmerz in einem Gelenk aufblitzen (z.B. im Knie), verlassen Sie diese Haltung, und fahren Sie mit einer anderen Übung fort.

Tipp:
Ich stelle mir am liebsten eine Küchenuhr, damit ich nicht immer wieder nachschauen muss, wie viel Zeit schon vergangen ist.

Die Wahl der Trainingsdauer

Lesen Sie in den Kapiteln über die Elemente immer zuerst den *gesamten* Praxisteil, ehe Sie entscheiden, welche Übungen Sie ausprobieren möchten. Wählen Sie zunächst nur zwei bis drei Übungen oder Bewegungsfolgen, die Sie besonders ansprechen. Das entspricht einer Übungsdauer von etwa 30 Minuten – für den Anfang ist das völlig ausreichend. So haben Ihr Körper und Ihr Energiesystem Zeit, sich daran zu gewöhnen, und vielleicht wird das Yogatraining zu einer neuen Angewohnheit in ihrem Alltag. Oft

kann ein fester Vorsatz helfen: »Ab heute übe ich einen Monat lang jeden Tag für eine halbe Stunde.« Zudem ist es gut, sich eine feste Tageszeit zu überlegen, die sich für Sie am besten eignet, um die Übungen in Ihren Tagesablauf einzubinden. Auch dafür ist es besser, sich für einige wenige Übungen zu entscheiden und diese für einen längeren Zeitraum beizubehalten, ehe Sie Ihr Übungsprogramm ausweiten.

Wenn Sie den gesamten Ablauf für ein Element ausprobieren möchten, müssen Sie je nach Übungsintensität etwa 1,5–2 Stunden einkalkulieren. Bei dieser Übungsdauer wird das Training allerdings häufig recht schnell wieder eingestellt.

Tipp:
Sorgen Sie in jedem Fall dafür, dass Sie einen ruhigen Platz finden, an dem Sie in der von Ihnen festgelegten Zeit nicht gestört werden. Ich finde es immer hilfreich, wenn meine Yogamatte in meinem Meditationsraum geduldig auf mich wartet und mich zum Üben einlädt und ich sie nicht erst ausrollen muss.

Vergessen Sie nie das Wesentliche: Es kommt nicht darauf an, wie weit Sie sich dehnen und wie lange Sie eine Übung halten können, es kommt vielmehr darauf an, was Sie bei den Übungen empfinden und wie es Ihnen dabei geht. Auf diese Weise entwickeln Sie ein Gespür dafür, was *Ihrem* Körper guttut. So, wie unsere Gesichter verschieden sind, so sind auch unsere Knochen und Gelenke in Form und Struktur unterschiedlich. Daraus folgt, dass unsere Körper ganz unterschiedliche Bewegungsradien haben. Natürlich liegt mangelnde Beweglichkeit auch manchmal an einer steifen Muskulatur – daran, dass wir unseren Körper lange nicht mehr bewegt haben. Also bewegen wir uns, dehnen und kräftigen wir unseren Körper mit Freude, und möge der Weg das Ziel sein!

Fünf Elemente und die Auswahl der richtigen Übungen

Da die Meridiane den Nervenbahnen entlang verlaufen, lässt sich ihr Energiefluss prinzipiell durch alle im Folgenden noch vorgestellten Methoden beeinflussen. Ich selbst beginne z.B. morgens gern mit einigen der in den einzelnen Kapiteln vorgestellten Übungen des Sanften Yoga, um meinen Körper aufzuwecken, und wende mich dann den sogenannten Yin-Flows zu. Diese wirken sozusagen »doppelt« auf das Chi der Meridiane: Da sie durch das längere Verweilen die tieferen Schichten des Bindegewebes beeinflussen und diese wiederum Auswirkungen auf die Energieleitbahnen haben, wirken sie auch auf die tieferen Meridianverläufe.

Welches Element mit seinen zugehörigen Qualitäten bedarf in Ihrem Körper-Seele-Haushalt der Unterstützung, um frei und ungehindert fließen zu können? Ich habe für Sie eine Tabelle entwickelt, die Ihnen dabei behilflich sein kann, diese Frage zu beantworten. Sie beinhaltet die körperlichen und seelischen Symptome eines blockierten Energieflusses der jeweiligen Elemente. Weil es um den blockierten energetischen Zustand eines Organs geht, sind die Symptome naturgemäß meist im negativ wahrgenommenen Bereich angesiedelt.

Die Pulsdiagnose ist in der fernöstlichen Medizin sehr wesentlich, deshalb habe ich aufgelistet, wie sich der Puls anfühlt, wenn die Energie in dem jeweiligen Element stagniert. Der Puls wird über der Speicherarterie am Handgelenk gefühlt. Machen Sie sich keine Sorgen, wenn Sie Ihren Puls nicht auf Anhieb finden – es muss geübt werden, die richtige Stelle zu finden, und dafür trainieren chinesische Ärzte oft jahrzehntelang. Es gibt auch andere Wege, das richtige Element auszuwählen.

Für diejenigen, die einen etwas unorthodoxeren Zugang ausprobieren wollen, habe ich die Elemente der Traditionellen Chinesischen Medizin über die Planetenenergien aus der westlichen Astrologie mit den einzelnen Wochentagen verknüpft. So entspricht die Energie dem jeweiligen »Tattwa« (bzw. der Grundenergie) des Wochentages. Die Übungen für die Nieren können Sie somit für den Montag oder Samstag einplanen. Manche der Zuordnungen sind doppelt belegt, den Grund dafür erfahren Sie an Ort und Stelle.

Falls Ihnen dieser Zugang zu exotisch ist, halten Sie nicht daran fest. Vertrauen Sie einfach Ihrer Intuition, die Sie zu den Übungen führen wird, die Ihnen guttun. Wenn wir uns aus irgendeinem Grund müde oder erschöpft fühlen und nicht wissen, warum das so ist, sind z.B. häufig die im Kapitel »Das Element Wasser« angeführten Yogaübungen hilfreich.

Viele Frauen mögen die Nieren-Flows auch während der Menstruation sehr gern. Es besteht auch die Möglichkeit, die Wandlungsphasen im Zyklus der Menstruation zu entdecken. Ich übe z.B. am liebsten ab der Mitte der Menstruation die Leberzyklen und stelle mir dabei vor, wie diese meine Leber dabei unterstützen, Gifte und Überflüssiges auszuscheiden. Kurz vor und an den ersten Tagen der Menstruation fühle ich mich am wohlsten mit den Übungen für die Nieren, und zur Zeit des Eisprungs mag ich am liebsten die öffnenden Zyklen für das Herz oder die kräftigeren Zyklen für die Milz. Diese Zuordnungen sind in diesem Fall aus den Empfindungen für meinen Körper heraus entstanden. Wenn Ihnen die eine oder andere dieser Zuordnungen nicht stimmig erscheint, möchte ich Sie bitten, in sich zu fühlen und so herauszufinden, nach welcher Richtlinie Sie sich am liebsten orientieren wollen.

Da der weibliche Zyklus eine Länge von 25–32 Tagen haben kann, ist der angegebene Zeitraum eher eine Richtlinie für ein Ausprobieren statt eines starren Regelwerkes. Ich möchte Sie dazu einladen, zu experimentieren und herauszufinden, welche Übungen Ihnen zu welchem Zeitpunkt guttun.

Dieser Zugang ist auch für Männer geeignet und für Frauen, die bereits in der Menopause sind. Orientieren Sie sich dazu an den Rhythmen und Zyklen des Mondes (siehe Tabellenspalte Mondphase), die in vielen alten Traditionen dem Zyklus der Frau zugeordnet werden. Meinem Gefühl nach beinhalten sie ebenfalls die fünf Wandlungsphasen und eignen sich daher als Zugang.

Den Elementen werden darüber hinaus Geschmacksrichtungen zugeordnet. Sie erhalten dadurch die Möglichkeit, durch die Wahl Ihrer Nahrungsmittel den Fluss Ihres Chi in den verschiedenen Leitbahnen zu beeinflussen.

Zu guter Letzt habe ich den Elementen Bachblüten und Duftmischungen zugeordnet, die helfen können, den Fluss des Chi im möglicherweise blockierten Element in Schwung zu bringen. Lassen Sie sich einfach inspirieren, verwenden Sie die Zuordnungen dieser Tabelle, soweit sie für Sie stimmig sind.

Diagnosetabelle

	Wasser/Niere	Holz/Leber	Feuer/Herz
körperliche Symptome	Rückenschmerzen, Ohrgeräusche, Kopfschmerzen, Müdigkeit, Vergesslichkeit	Spannungsgefühl im Bauch, Übelkeit, Durchfall/Verstopfung, PMS, Melancholie, Migräne (seitlich), „Kloß im Hals", Reizbarkeit	Nachtschweiß, Hitzeschübe, Vergesslichkeit, trockener Mund, Beklemmung im Herzraum, Schlafstörungen
seelische Symptome	Angst, Panik, Enge	Zorn, Ärger, Frustration	Freude, Illusion, Über-Erregtheit
Emotion	Stille	Mitgefühl	Freude
Puls	tief & schwach, schnell, schlüpfrig	saitenförmig (wie eine Gitarre), kräftig	tief & schwach, oberflächlich, schnell
Wochentag	Montag, Freitag	Donnerstag	Dienstag, Sonntag
Zyklus	Kurz vor und in den ersten Tagen der Menstruation	Ab Mitte der Menstruation und in den ersten Tage danach	Kurz vor und in den ersten Tagen des Eisprungs
29-Tage-Zyklus	27.–5. Tag	6.–11. Tag	12.–17. Tag
Mondphase	Neumond	zunehmender Halbmond	Vollmond
Bachblüte	Star of Beth, Aspen, Mimulus, Rock Rose	Walnut, Vervain, Heather, Chicory	Holly, Chicory, Beech
Duft	Geranie, Orange, Zimt	Majoran, Lemongrass	Rose, Lavendel, Rosenholz
Geschmack	salzig	sauer	bitter

Erde/Milz	Metall/Lunge
Müdigkeit, weicher Stuhl bis hin zum Durchfall, Engegefühl in der Brust, Schweregefühl	Reizhusten, Heiserkeit, gesteigerte Infekt-Neigung, Nachtschweiß, heiße Fußsohlen & Hände
Grübeln, Zweifel, „Denken im Kreis"	Traurigkeit, Depression, Selbstmitleid
Zentriertheit	Gerechtigkeitssinn
leer, fast nicht hörbar	schwach, oberflächlich
Samstag, Sonntag	Mittwoch, Freitag
In der Zeit des Eisprungs und den Tagen danach	Nach der Zeit des Eisprungs, auf dem Weg zur Menstruation
17.–22. Tag	22.–27. Tag
abnehmender Vollmond	abnehmender Halbmond
Larch, Oak, Gentian, Vine	Rock Water, Gentian,-- Water Violet
Orange, Vetivet	Neroli, Sandel
süß	scharf

Im Praxisteil finden Sie zuallererst eine Beschreibung des Meridianverlaufs und eine Atemtechnik, die meiner Ansicht nach dabei hilft, den Fluss des Chi im jeweiligen Element auszugleichen.

Da die Elemente im chinesischen Kalender dem Rhythmus der Jahreszeiten folgen, übernehme ich diese Strukturierung in der Beschreibung der Elemente bzw. der Funktionskreise. Ich beginne mit dem Funktionskreis der Niere, der in die Winterzeit fällt und dem Element Wasser entspricht.

Das Element Wasser

7. November–19. Januar

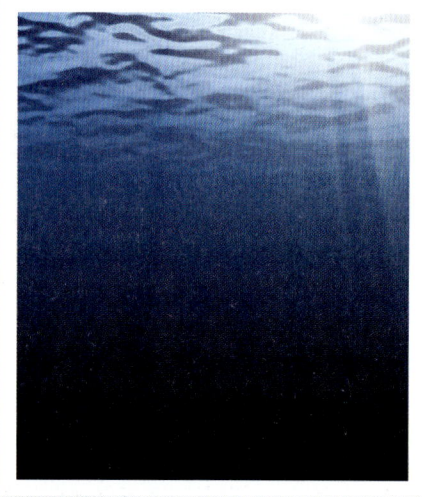

*Baden im Mondlicht
bringt Sanftheit und Stille.*

Das Wesen der Nieren öffnet sich durch die Kraft der Sanftheit und Stille des Elementes Wasser. In der zugehörigen Winterzeit verlangsamt sich unsere Energie und zieht sich zurück in die Erde, sie sammelt Kraft, um im Frühling wieder nach außen zu treiben. Es ist die Zeit des Winterschlafs, in der sich unsere Energien erneuern. Das Element Wasser repräsentiert die Qualitäten des Rückzugs und der Innenschau. Es birgt gleichzeitig die Fähigkeit, dem Wandel der Dinge zu vertrauen und geschmeidig auf Veränderungen zu reagieren. Das

Element Wasser ist mit einem tiefen Vertrauen in diese Form der Vergänglichkeit verbunden.

Ein harmonisches Nieren-Chi ist unsere Brücke zu unserer angeborenen Intelligenz und Weisheit, zur Quelle unserer Intuition. Es ermöglicht uns ein völliges Loslassen, durch das wir den gegenwärtigen Augenblick immer wieder neu erfahren können. Wir können dadurch den Menschen, die uns umgeben, immer wieder offen und frei begegnen – dadurch ist die Weisheit des Alters sozusagen mit der Unschuld eines Kindes gepaart.

Wenn ich über die Qualität des Elementes Wasser reflektiere, kommt mir immer wieder eine klare Mondnacht in den Sinn – sei es am Meer oder in der klaren Kühle eines nächtlichen Gebirgssees. Wenn unser Nieren-Chi harmonisch fließt, fühlen wir uns in unserem Leben zu Hause – ganz egal, wie es sich gestaltet. Die Nieren werden in der TCM gern als »Mutter der Organe« bezeichnet, denn nach fernöstlicher Auffassung sind sie der Speicher der vorgeburtlichen Energie, die wir zum Zeitpunkt unserer Geburt mit ins Leben gegeben bekommen. Diese Grundenergie wird in der TCM als »Jing« bezeichnet. Die Nierenenergie bestimmt den Gesundheitszustand der Ausscheidungsorgane und aller Flüssigkeiten im Körper, einschließlich des Knochenmarks und der Gelenkschmiere. Sie reguliert die allgemeine

Gesundheit des unteren Rückens sowie der Sexualorgane, und steht für unsere grundlegende Lebensenergie, für die Art, wie wir im Allgemeinen auf das Leben zugehen. Die Nierenenergie ist mit dem Gehör verbunden, und die zugehörigen Farben sind Dunkelblau bis Schwarz.

Wenn das Nieren-Chi aus irgendeinem Grund blockiert ist, ist die hauptsächlich gefühlte Emotion Angst. Störungen im Fluss des Nieren-Chi können sich in Rückenschmerzen, Schwindel oder Müdigkeit zeigen. Ein ausgewogenes, harmonisches Nieren-Chi gibt uns die Fähigkeit, jede Art von Stress leichter zu ertragen.

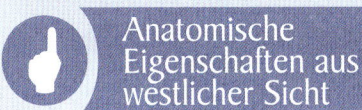

Anatomische Eigenschaften aus westlicher Sicht

Die **Nieren** befinden sich ungefähr auf Hüfthöhe, hinter den unteren Rippen. Sie regulieren den Haushalt der Körperflüssigkeiten, den Blutdruck und den Zuckerstoffwechsel. Wenn diese Funktion gestört ist, kann es zu Bluthochdruck, Bauchschmerzen und Schwierigkeiten beim Wasserlassen kommen. Die Nieren filtern ca. 1,5 Liter Blut pro Minute, reinigen es und wandeln es in die grundlegenden Nährstoffe für den Körper um.

Die Nierenenergie reguliert auch die Funktion des Knochenmarks. Das Knochenmark ist ein weiches, fettiges Material, das leichter ist als der tatsächliche Knochen und ihn ausfüllt. Das Knochenmark ist zuständig für die Produktion der Blutkörperchen. Die roten Blutkörperchen entstehen in den runden Knochen und sind die Träger von Sauerstoff, die weißen werden in den flachen Knochen produziert und unterstützen das Immunsystem.

Die Nieren öffnen sich in die **Blase**, die das ergänzende Yang-Organ ist. Sie speichert den Urin, durch den wir Flüssigkeitsabfall ausscheiden. Die Blase ist sehr flexibel und kann sehr viel oder sehr wenig enthalten, eine Eigenschaft, die sich auch auf die geistige Flexibilität übertragen lässt.

Astrologische Eigenschaften

Weil der Mond die Gezeiten der Meere reguliert, beeinflusst er sehr wahrscheinlich auch die Flüssigkeiten im menschlichen Körper – Tränen, Blut, Lymphe. Der menschliche Körper besteht zu ca. 70 % aus Flüssigkeit, und deshalb liegt es nahe, dass der Mond die Rhythmen der Körperflüssigkeiten ebenso sehr beeinflusst wie die Gezeiten. Der Montag, der auch als Tag des Mondes gilt, ist genau aus diesem Grund im Wellness Yoga dem Element Wasser zugeordnet. Diese Verbindung zeigt sich auch in den Nieren, die durch ihre Funktion der Regulierung der Flüssigkeiten im Körper eng mit dem Element Wasser und mit unserer Sexualität als Ausdruck der zugrunde liegenden Lebensenergie verbunden ist.

Eine weitere astrologische Zuordnung ist die Venus, weil sie für die Funktion der endokrinen Drüsen und für eine gesunde Nierenfunktion steht. Die Venus ist im Sternzeichen Waage (und in dem des Stiers) zu Hause, und der ihr zugeordnete Wochentag ist der Freitag (italienisch: »Venerdi«, Tag der Venus).[7]

Im indischen Chakra-System liegt der Zusammenhang im »Swadishtana-Chakra«, dem Sitz des Elementes Wasser – hier werden dem Wasser auch die Lebensfreude und die Sexualität zugeordnet.

Ich verbinde mich am liebsten in der Zeit kurz vor und in den ersten Menstruationstagen mit der Kraft, Sanftheit und Stille des Elemente Wasser. In dieser Zeit löst sich die oberste Schicht der Gebärmutterschleimhaut und mischt sich mit Blut, das der Körper dann aussondert. Manchmal zieht sich dabei die Muskulatur der Gebärmutter zusammen, um den Ablösungsprozess zu unterstützen, was sich dann als Ziehen im Bauch oder im unteren Rücken bemerkbar machen kann. In diesem Fall kann es helfen, tief ins Becken zu atmen, sodass sich die Spannungen wieder lösen können. Manchmal verspüre ich in diesen Tagen auch das Bedürfnis nach Rückzug oder lege auch einmal einen Fastentag ein, an dem ich nur warme Hirse oder Buchweizen esse. Diese Zeit entspricht der sehr dünnen Mondsichel des abnehmenden Mondes, der in den Neumond hineinführt.

---

7 Für eine Vertiefung der esoterisch-astrologischen Zusammenhänge empfehle ich immer wieder gern das Buch *Heilende Planetenkräfte. Das astrologische Gesundheitsbuch* von Samuel Sagan

☯ Yoga
für das Element Wasser

Meridianverlauf

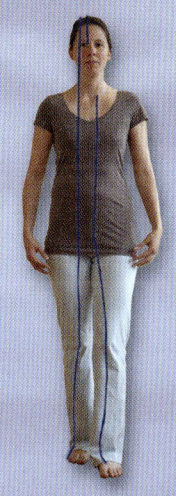

Der Nieren-Meridian fließt von seinem Ausgangspunkt im Mittelpunkt der Fußsohle über die Innenseite des Oberschenkels zur Leiste. Von dort aus tritt er in die Tiefe des Beckens ein und verläuft entlang der Mittellinie des Körpers nach oben bis zum Schlüsselbein.

Der Blasen-Meridian verläuft vom inneren Augenwinkel über den Hinterkopf, den gesamten Rücken und mittig die Oberschenkel entlang nach unten. Er endet an der Außenkante des kleinen Zehs.

Atem

Finden Sie einen Platz, an dem Sie für 5–10 Minuten ungestört sind. Die folgende Atemtechnik können Sie immer anwenden, wenn Sie sich unsicher sind, welche Atemtechnik für Sie die richtige ist.

»Tiefen-Atmung« ins Becken:

Finden Sie eine bequeme Position in der Rückenlage, und legen Sie beide Hände auf das Becken. Lassen Sie dabei den Atem ganz tief in das Becken strömen, sodass Sie ihn unter Ihren Händen spüren. Beim Einatmen wölbt sich die Bauchdecke sanft nach oben, beim Ausatmen sinkt sie entspannt nach unten. Schauen Sie ganz einfach Ihrer Atmung zu. Lassen Sie den Atem tief nach innen einströmen, ganz tief in Ihre Körpermitte. Vielleicht spüren Sie irgendwann, dass von ganz allein eine kleine Atempause entsteht. Versuchen Sie, diese Atempause zu finden. Dann kann Ihr Atem ganz leicht, frei und mühelos nach oben steigen. Verzichten Sie darauf, die Bauchdecke aktiv nach innen zu ziehen.

Machen Sie sich die Länge Ihrer Ausatmung bewusst, indem Sie von 1 bis 5 oder von 1 bis 7 zählen. Finden Sie die Länge Ihrer individuellen Ausatmung. Atmen sie so lange aus, wie es Ihrem Atemfluss guttut. Gleichen Sie dann die Länge Ihrer Einatmung der Ausatmung an. Wenn Sie Ihre individuelle Atemlänge gefunden haben, können Sie aufhören zu zählen und einfach still Ihrer Atmung zuhören.

Hinweis:
Diese Atemtechnik können Sie immer anwenden, wenn Sie aus irgendeinem Grund aufgeregt sind und innerlich ruhig werden wollen.

»Hara-Atmung«
(weiterführende Technik)

Die *Hara-Atmung* eignet sich besonders gut für die Yin-Flows und für die Verteilung der Energie in der unteren Körperhälfte (also für die Meridiansysteme von Wasser, Erde und Holz).

Legen Sie, wie bereits in der *Tiefen-Atmung* beschrieben, die Hände auf Ihr Becken. Nehmen Sie wahr, wie Ihr Atem in die Nase einströmt, und lassen Sie ihn sanft über die Vorderseite Ihres Körpers bis in den Bauchraum strömen. Spüren Sie beim Ausatmen, wie Ihr Bauch nach innen sinkt, und stellen Sie sich vor, wie sich die eingeatmete Energie nun in Ihnen verteilt. Die Energie fließt dorthin, wo sie am meisten benötigt wird.

Im Bauchraum befindet sich das »Hara«. Dort sammeln und kreuzen sich die wesentlichen energetischen Leitbahnsysteme. Ich stelle mir gern vor, dass die Energie von den Meridianen, die sie am meisten benötigen, gewissermaßen magnetisch »angezogen« wird und die eingeatmete Energie mit der Ausatmung in die entsprechenden Kanäle strömt und die Leerstellen dort ausfüllt.

Sanftes Yoga

☯ Zentrierende Haltung
(Entspannung)

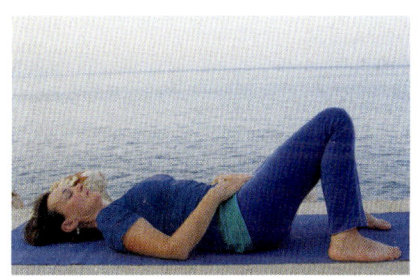

● Winkeln Sie in Rückenlage beide Beine an, und stellen Sie Ihre Füße etwa schulterbreit auseinander auf den Boden. Klappen Sie dann beide Knie zusammen. Reiben Sie beide Hände kräftig aneinander, bis das Gefühl von Wärme entsteht. Legen Sie sie dann auf das Becken, und fühlen Sie ganz bewusst den Atem unter Ihren Händen. Gönnen Sie sich einige Atemzüge der *Tiefen-Atmung* (siehe S. 47).

☯ Kleine Beckenschaukel

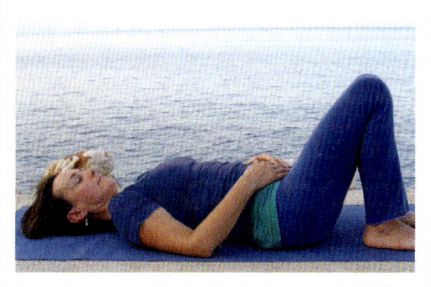

◆ Winkeln Sie in der Rückenlage beide Beine an, und stellen Sie beide Füße etwa hüftbreit auseinander auf den Boden. Bringen Sie nun Ihre Füße möglichst nah zum Gesäß. Legen Sie die Hände auf das Becken, und spüren Sie noch einmal den Atem unter Ihren Händen. Lassen Sie sich Zeit.

◆ Schieben Sie mit der Ausatmung den unteren Rücken weiter in Richtung des Bodens. Lassen Sie mit der Einatmung Ihre Wirbelsäule wieder in ihre natürliche »S-Kurve« zurückrollen.

Nehmen Sie wahr, wie weit diese Bewegung vom Becken aus nach oben in Ihre Wirbelsäule hinaufgeht. Beobachten Sie, wie Ihr Nacken und ihr Kopf auf den Bewegungsimpuls reagieren, den Sie vom Becken her nach oben schicken.

Hinweis:
Diese Übung löst sowohl hormonell als auch muskulär bedingte Spannungen im Unterleib und im unteren Rücken.

☯ Kuschelhaltung, »Großes L«

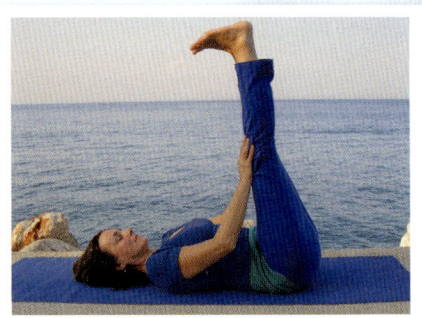

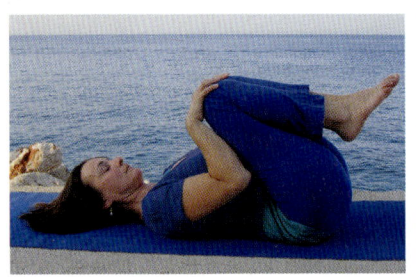

◆ Wenn dann beide Beine angewinkelt auf dem Bauch liegen, atmen Sie noch tiefer aus, und strecken Sie beide Beine in die Luft (die Hände bleiben dabei auf den Knien). Danach – möglichst während derselben Ausatmung – führen Sie die Beine wieder zurück auf den Bauch.

◆ Legen Sie sich auf den Rücken, ziehen Sie die Knie zum Bauch, und umarmen Sie Ihre Beine. Entspannen Sie einige Augenblicke in dieser entspannenden *Kuschelhaltung*. Legen Sie Ihre rechte Hand auf das rechte Knie und die linke Hand auf das linke Knie. Lassen Sie dabei die Finger nach vorn zeigen. Führen Sie mit der Einatmung beide Knie vom Körper weg, soweit es Ihre Arme erlauben, und bringen Sie mit der Ausatmung die Oberschenkel wieder zurück auf den Bauch. Wiederholen Sie diese Bewegung ein paar Mal, und spüren Sie die Bewegung Ihrer Wirbelsäule.

Hinweis:
Wenn Sie das Gefühl haben, dass Ihr Atem dafür (noch) nicht ausreicht, atmen Sie einfach in Ihrem natürlichen Rhythmus, sodass sich die Übungen Ihrem natürlichen Atemfluss anpassen.

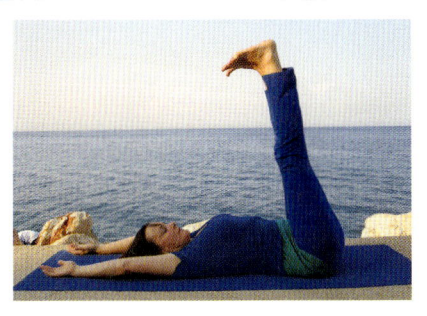

☻ Schulterbrücke

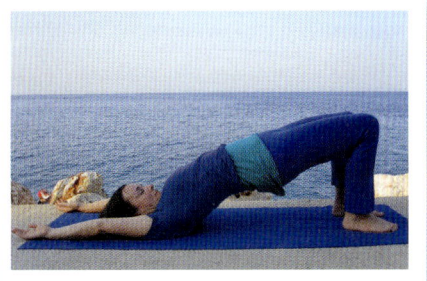

• Lassen Sie die gestreckten Beine in der Luft, und führen Sie die Arme über den Kopf hinweg zum Boden. Lassen Sie sie dort entspannt liegen. Sie sehen jetzt aus wie ein *Großes L*.

Hinweis:
Wenn das *Große L* für Ihre Schulterpartie zu anstrengend ist, können Sie wahlweise das *Große U* verwenden: Hierbei zeigen beide Arme senkrecht in die Luft.

• Verweilen Sie für etwa 7 Atemzüge in einer der drei Haltungen, und gehen Sie dann wieder zurück in die entspannende *Kuschelhaltung*.

Hinweis:
Im Idealfall bleibt Ihr Rücken entspannt auf dem Boden liegen. Wenn es Ihnen schwerfällt, die Arme über dem Kopf abzulegen, legen Sie sie einfach unter Ihr Gesäß, damit der untere Rücken entlastet wird.

• Legen Sie sich auf den Rücken, und stellen Sie Ihre Füße hüftbreit auf. Rollen Sie mit der Einatmung Ihren Rücken Wirbel für Wirbel nach oben, sodass Ihr Becken angehoben wird. Führen Sie zeitgleich beide Arme durch die Luft, bis sie über Ihrem Kopf liegen. Dabei spüren Sie wahrscheinlich eine sanfte Dehnung im Schulter-Nacken-Bereich. Kommen Sie beim Ausatmen in die Ausgangsstellung zurück.

• Wiederholen Sie die Übung am besten 5–7 Mal in Ihrem eigenen Atemfluss, und verweilen Sie dann für 7 Atemzüge in der Haltung. Entspannen Sie danach in der *Kuschelhaltung*.

☯ Kleiner Bewegungszyklus
(aktiviert den Rücken)

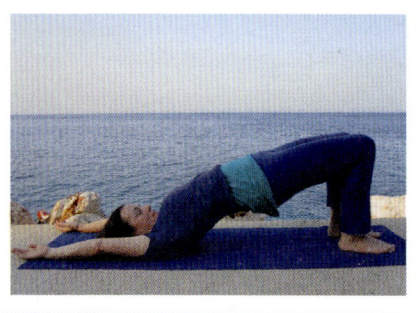

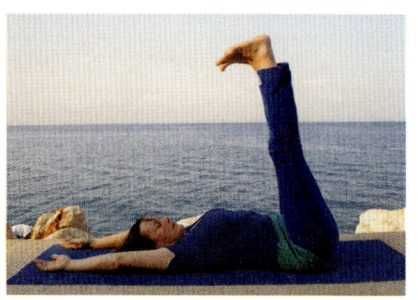

* Kommen Sie beim Einatmen in die *Schulterbrücke*.

* Gehen Sie beim Ausatmen nach unten und in die *Kuschelhaltung*. Winkeln Sie die Beine an, und umarmen Sie Ihre Knie. Ziehen Sie nun den Kopf zu den Knien hoch (*Kleine Kraftkugel*).

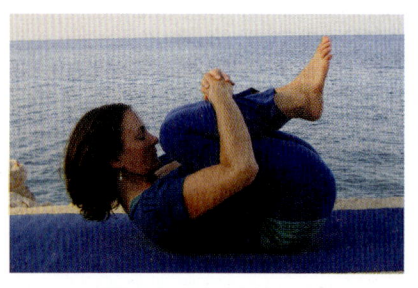

* Kommen Sie während des Einatmens ins *Große L* der *Kuschelhaltung* (*Streckstellung*). Die Beine zeigen in die Luft, die Arme liegen ausgestreckt über dem Kopf.

* Gehen Sie beim Ausatmen wieder in die Ausgangsposition für die *Schulterbrücke*. Wiederholen Sie den Ablauf, bis er Ihnen vertraut ist. Später führen Sie die Übungsfolge 5–7 Mal aus, oder so lange, wie es Ihnen Freude macht.

Hinweis:
Wenn Sie möchten, können Sie je 7 Atemzüge lang (oder wie es Ihnen gefällt) in *Schulterbrücke*, *Kleine Kraftkugel* und *Großes L* verweilen, ehe Sie dynamisch im eigenen Atemfluss weiterüben.

Kuschelmassage, »V« und Luftgrätsche

Hinweis:
Bei Bedarf können Sie auch versuchen, die Beine an einer Wand anzulehnen (*Wandgrätsche*).

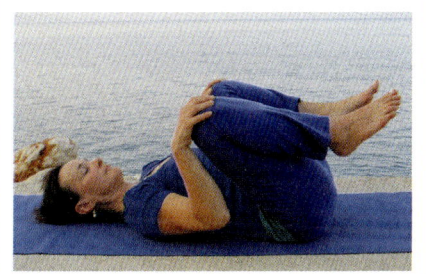

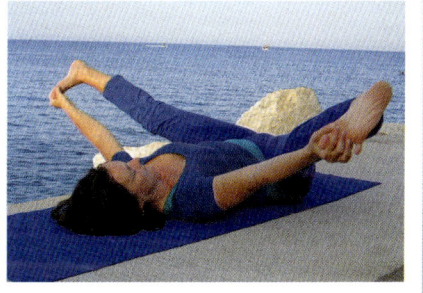

- Halten Sie beide Knie fest, und kreisen Sie liegende Achten um Ihre Kreuzbeinplatte (dabei kreist das linke Knie nach links und das rechte Knie nach rechts, sodass die Form einer liegenden Acht entsteht). Dadurch öffnet sich behutsam Ihr Hüftgelenk. Atmen Sie zunächst frei. Meistens wird sich nach einer Weile der Atem so einpendeln, dass Sie beim Ausatmen die Beine Richtung Körper bewegen.

- Grätschen Sie nun beide Beine in der Luft, und überlassen Sie sie der Schwerkraft. Versuchen Sie, mit den Händen die Füße zu fassen. Entwickeln Sie aber dabei keinen falschen Ehrgeiz. Vielleicht können Sie nur Ihre Knie oder Oberschenkel greifen; das ist völlig in Ordnung. Folgen Sie mit den Händen nur so weit den Beinen in die Richtung der Füße, dass die Schultern noch entspannt auf dem Boden liegen.

- Verweilen Sie 7 Atemzüge lang ganz ruhig, und spüren Sie, wie Ihr Atem ins Becken strömt. Wenn es Ihnen leichtfällt, können Sie noch einmal für weitere 7 Atemzüge in der Haltung bleiben.

- Wiegen Sie sich aus dieser Haltung von Seite zu Seite. Bringen Sie dann beide Beine angewinkelt auf den Bauch, und umarmen Sie sie (*Kuschelhaltung*), und wiegen Sie sich noch einmal von Seite zu Seite. Ihr unterer Rücken wird dadurch massiert. Entspannen Sie dann in einer Haltung Ihrer Wahl.

☻ Schaukelndes Nilpferd oder »Happy Baby«

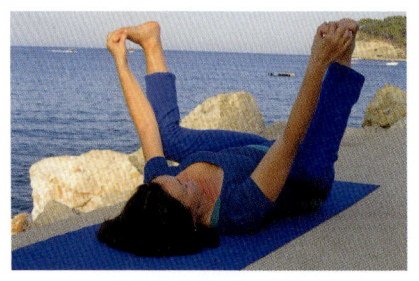

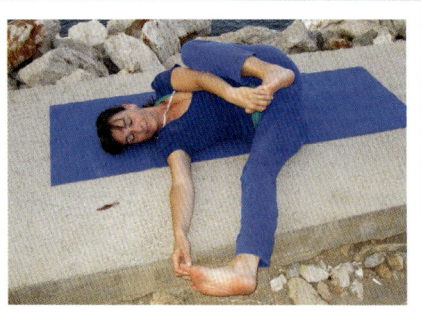

◆ Winkeln Sie aus der Rückenlage beide Beine so an, dass in den Kniegelenken ein rechter Winkel entsteht und die Schienbeine nach oben zeigen. Dabei sind die Oberschenkel seitlich neben Ihrem Rumpf. Spüren Sie, ob Ihr Rücken bequem auf dem Boden liegt, und legen Sie die Hände in die Kniekehlen. Vielleicht erinnert Sie diese Haltung tatsächlich an das eine oder andere Foto eines Babys?

◆ Legen Sie Ihre Hände nun so weit in der Nähe Ihrer Füße ans Bein, dass Ihr Rücken und die Schultern entspannt aufliegen.

◆ Verweilen Sie 7 Atemzüge lang, und rollen Sie dann von Seite zu Seite.

◆ Sie können jetzt die Schienbeine leicht nach innen klappen und ausprobieren, wie weit Sie Ihr rechtes Bein am Boden entlang ausstrecken können, wenn Sie wieder auf der rechten Seite liegen. (Vielleicht müssen Sie dabei den gestreckten Fuß loslassen!)
Verweilen Sie für 7 Atemzüge in dieser Dehnung, und wiederholen Sie sie dann zur zweiten Seite. Entspannen Sie anschließend in der *Zentrierenden Haltung*

Wirkung:
Starke Durchblutung der Beckenorgane und Aktivierung des Hormonsystems. Wirkt entspannend auf den Rücken.

Hinweis:
Die *Happy Baby*-Haltung lässt sich auch gut als Yin-Flow üben. Sie eignet sich sowohl zum Einstieg als auch zum Abschluss einer Übungseinheit – z.B. wenn man einmal nur das Programm des Sanften Yoga üben möchte.

Yin-Flows

☯ Halber Schmetterling

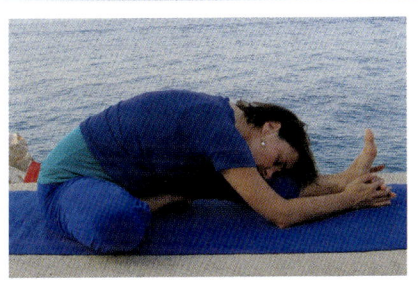

- Setzen Sie sich auf den Boden, winkeln Sie das rechte Bein an, und lassen Sie es zur Seite fallen. Das linke Bein bleibt ausgestreckt.

Hinweis:
Bei Bedarf können Sie eine gerollte Decke unter den rechten Oberschenkel legen und das linke (gestreckte) Bein entspannen oder so weit beugen, wie es für Sie notwendig ist.
Es ist normal, wenn Sie hier eine Dehnung verspüren. Versuchen Sie, das Maß zu finden, wo Sie sich weder über- noch unterfordern!

- Lassen Sie nun Ihren Oberkörper so weit wie möglich in Richtung des gestreckten Beins sinken, und versuchen Sie dabei, den unteren Rücken gerade zu halten. Verweilen Sie für 2–3 Minuten, und führen Sie die Übung dann zur anderen Seite aus.

☯ Haltung des Westens
(Vorwärtsbeuge)

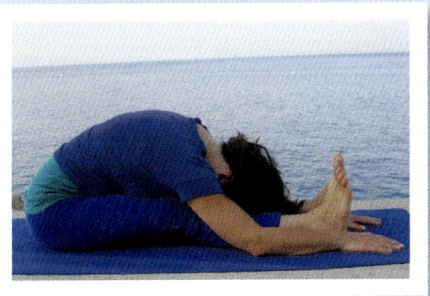

- Kommen Sie in den *Langsitz*, lassen Sie dazu beim Ausatmen Ihren Körper auf die Beine sinken. Der Oberkörper darf (wie immer in den Yin-Haltungen) leicht gerundet sein, damit die Muskulatur entspannen kann und die Wirbelsäule gut in die Länge gedehnt wird.

- Lenken Sie den Atem in den unteren Rücken, sodass dort Weite entsteht. Entspannen Sie so gut wie möglich in die Haltung hinein.

Für Geübte:
Integrieren Sie die *Hara-Atmung (siehe S. 48)*!

Hinweis:
Wenn es nötig ist, können Sie die Knie bei dieser Übung auch angewinkelt lassen oder ein Kissen zwischen Oberschenkel und Rumpf legen.

☻ Sphinx

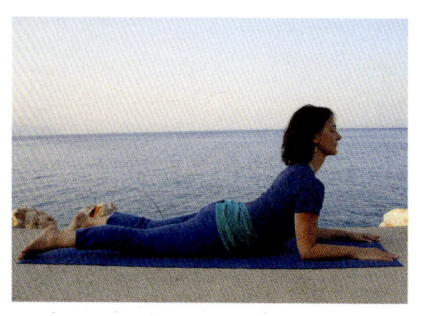

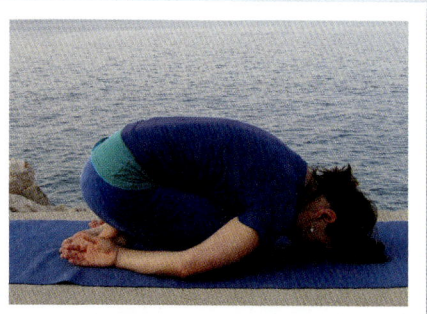

* Legen Sie sich entspannt auf den Bauch, und spüren Sie Ihren Atem. (Am besten legen Sie die Hände aufeinander und legen Ihre Stirn darauf ab.) Rollen Sie dann Ihre Wirbelsäule langsam auf (beginnen Sie mit der Stirn, es folgen die Nase, der Nacken und die Brustwirbel).

* Stützen Sie dann die Ellbogen unter den Schultern auf. Die Unterarme zeigen nach vorn. Die Beine liegen entspannt und locker auseinander. Spüren Sie den Atem tief im Becken.

* Entspannen Sie danach zunächst für einige Augenblicke in der Bauchlage, damit Ihr Rücken sich ausruhen kann. Schieben Sie sich dann zurück in die *Stellung des Kindes*. (Legen Sie dazu einfach aus dem Fersensitz die Stirn auf den Boden.)

Wirkung:
Hier werden Nieren- und Blasen-Meridian aktiviert und die Funktion der Nieren sowie der weiblichen Geschlechtsorgane gestärkt.

Hinweis:
Für die *Sphinx* eignen sich sowohl die *Hara*- als auch die *Shakti-Atmung*. Experimentieren Sie damit, welche Atemtechnik Ihnen an welchen Tagen mehr entspricht.

☯ Frosch

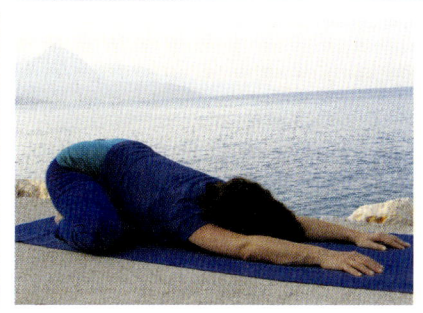

Yang-Flows

☯ Hund und Katze

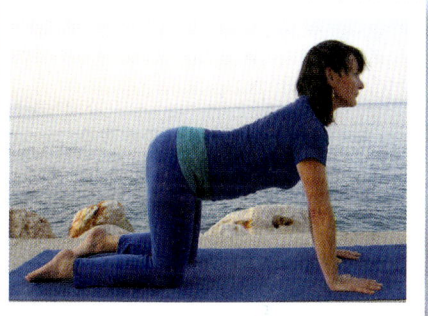

* Gehen Sie aus dem Vierfüßlerstand in die *Stellung des Kindes*, indem Sie sich auf Ihre Füße schieben. Öffnen Sie dann Ihre Knie so weit, dass Sie Ihren Oberkörper bequem auf dem Boden ablegen können.

* Je nach individueller Dehnungskapazität können Sie Ihre Schienbeine senkrecht nach unten laufen lassen und vielleicht sogar die Füße nach außen drehen, sodass die Innenkante den Boden berührt. (Achten Sie gut auf Ihre Knie!)
Verweilen Sie wieder für 2–3 Minuten.

Hinweis:
Sie können Ihre individuelle Verweildauer innerhalb der Yin-Haltungen bis auf 5 Minuten ausdehnen. Seien Sie dabei geduldig, und steigern Sie die Verweildauer langsam!

* Ziehen Sie im Vierfüßlerstand Ihren Rücken während der Einatmung in die Länge (wie ein Dackel), und runden Sie die Wirbelsäule nach oben, wenn Sie ausatmen (wie eine Katze). Versuchen Sie dabei, jeden Wirbel einzeln zu spüren – vom Steißbein bis zum Kopf.

* Bringen Sie anschließend den Rücken in eine gerade Position – wie einen Tisch. Schieben Sie mit der nächsten Ausatmung das Becken nach außen rechts, und schauen Sie über die rechte Schulter – vielleicht sehen Sie ja einen Hauch von Popo! Gehen Sie beim Einatmen wieder zurück in die Mitte, und »wedeln« Sie mit der nächsten Ausatmung mit Ihrem Steißbein zur anderen Seite. Schauen Sie dieses Mal über die linke Schulter.

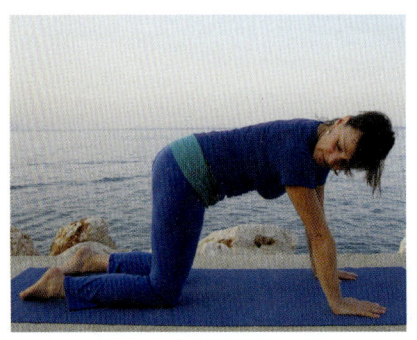

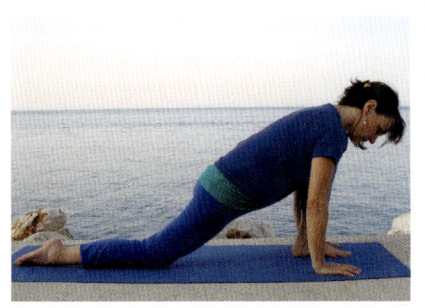

☯ Hund
(aktiviert Nieren-Chi)

(Diese Übung nenne ich auch gern »schwanzwedelnder Hund im Vierfüßlerstand«.)

* Winkeln Sie jetzt beide Arme an, sodass die Unterarme auf dem Boden liegen. Wiederholen Sie den ersten Punkt einige Male. Genießen Sie die Beweglichkeit Ihrer Wirbelsäule. Schieben Sie sich dann wieder in die *Stellung des Kindes*, und entspannen Sie sich.

* Bringen Sie aus dem Vierfüßlerstand einen Ihrer Füße zwischen Ihre Hände.

* Strecken Sie beim Einatmen das vordere Knie, und beugen Sie es wieder, wenn Sie ausatmen. Dabei bleiben Ihre Hände auf dem Boden. Wiederholen Sie dies ein paar Mal in Ihrem eigenen Atemrhythmus, und bleiben Sie dann in der Position des Ausatmens. Wenn Ihnen die *Hara-Atmung (siehe S. 48)* vertraut ist, bleiben Sie für 5–7 Atemzüge dabei. Atmen Sie andernfalls einfach tief ins Becken.

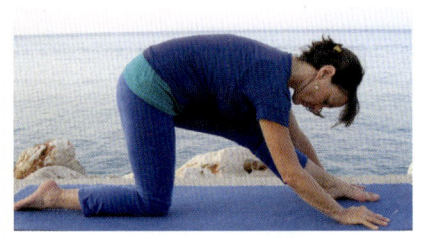

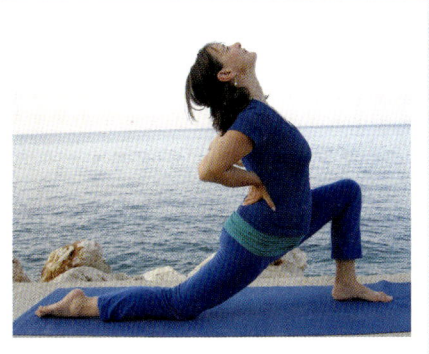 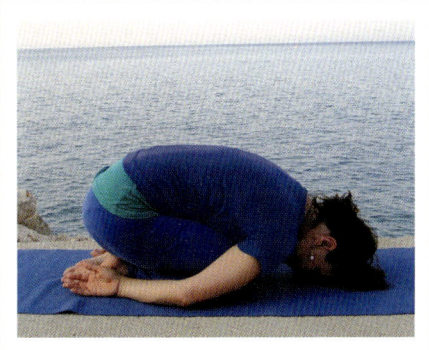

◆ Richten Sie dann den Oberkörper
auf, und legen Sie die Hände auf
das vordere Knie. Finden Sie Ihre
Balance, und verlagern Sie Ihr Gewicht auf den vorderen Fuß. Lösen
Sie dann die Hände, und stützen
Sie die Hände im unteren Rücken
im Bereich der Nieren ab. Beugen
Sie sich nach hinten, und richten
Sie den Blick nach oben, ohne den
Kopf in den Nacken fallen zu lassen.
Gehen Sie dabei nur so weit, wie
Sie sich damit wohlfühlen. Im Idealfall streckt sich Ihr Brustbein nach
oben. Versuchen Sie, die Ellbogen
hinter Ihrem Rücken so nah wie
möglich zusammenzuführen. Blei-
ben Sie wieder für 5–7 Atemzüge
in der Haltung, oder so lang, wie es
Ihnen gefällt.

◆ Setzen Sie dann die Hände wieder
auf den Boden, und strecken Sie
noch einmal das vordere Bein, wie
beim ersten Punkt. Verweilen Sie
einige Atemzüge so.

◆ Kommen Sie dann wieder zurück
in die *Stellung des Kindes,* und
entspannen Sie ausführlich, ehe Sie
die Übung mit dem anderen Bein
ausführen.

☯ Baum

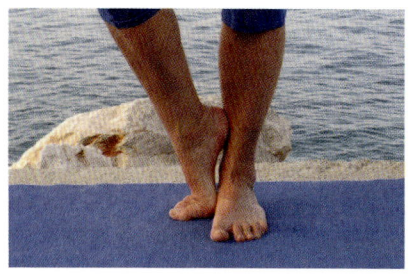

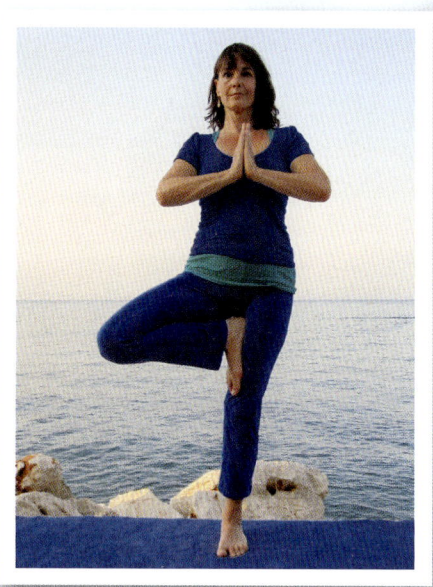

● Stehen Sie mit beiden Füßen im hüftbreiten Stand, und nehmen Sie wahr, auf welchem Bein Sie sicherer stehen. Verlagern Sie Ihr Gewicht auf genau dieses Bein, und bringen Sie die Fußsohle des anderen Fußes an die Innenseite des Knöchels. Die Fußballen sollten dabei noch den Boden berühren und das angewinkelte Knie nach außen zeigen.

● Falten Sie Ihre Hände in der *Grußhaltung* (»namasté«) vor Ihrem Herzen. Schließen Sie die Augen, und spüren Sie den Atem in Ihrem Bauch, während Sie die Schulterblätter nach hinten ziehen und bewusst die Stirn entspannen.

● Öffnen Sie jetzt die Augen, und halten Sie den Blick auf einen Punkt vor sich am Boden gerichtet (ohne den Kopf zu senken). Wenn Sie sich sicher fühlen in Ihrem Gleichgewicht, führen Sie die Fußsohle an der Innenseite des Beins nach oben und die Hände in einem großen Kreis über außen über den Kopf, bis sich die Handflächen berühren. Wenn es Ihnen nicht leichtfällt, üben Sie die erste Position, bis sich Ihr Gleichgewichtssinn verbessert hat.

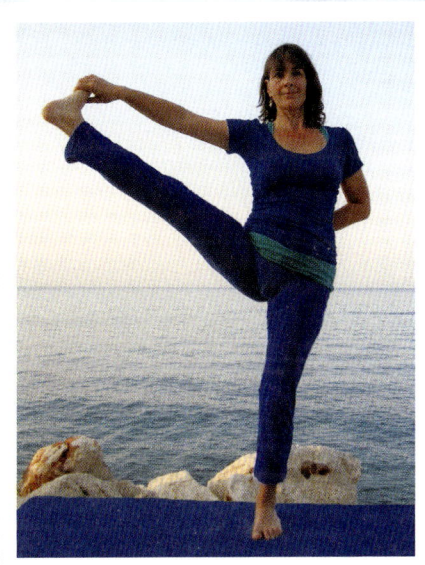

Variation:
Sie können hierbei das Knie auch gebeugt lassen, sodass der Unterschenkel locker nach unten baumelt, und zunächst das Hüftgelenk öffnen, indem Sie das Knie mit jeder Ausatmung nach außen und beim Einatmen zurück nach innen führen. Üben Sie diesen Bewegungsablauf 2–3 Mal aus.

♦ Versuchen Sie, das Bein 2–3 Atemzüge lang mit Ihrer Muskelkraft in der Luft zu halten.
Gehen Sie wieder in den hüftbreiten Stand zurück, und konzentrieren Sie sich auf Ihren Atem. Wiederholen Sie die Übung mit dem anderen Bein, wenn Ihr Atem wieder ruhig und entspannt ist.

♦ Grätschen Sie in der Luft das angewinkelte Bein vom Körper weg. Greifen Sie dazu unter Ihren Oberschenkel bzw. so weit nach vorn, wie Sie können. Verweilen Sie nach Ihren Möglichkeiten 3–7 Atemzüge lang, und lösen Sie dann die Hand.

☻ Rückenrollen im Stehen

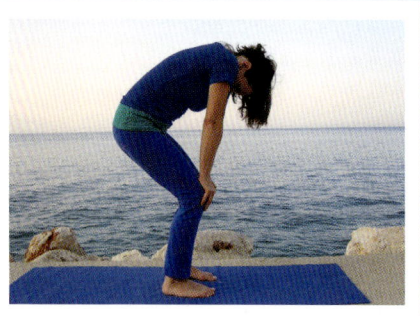

- Rollen Sie Ihren Oberkörper aus dem hüftbreiten Stand ab, bis Ihre Hände auf den Knien liegen. Beugen Sie dabei leicht die Knie.

- Drücken Sie mit der Einatmung den Rücken durch, und machen Sie einen Buckel während Sie ausatmen.

Hinweis:
Die Arme sind hier passiv und bewegen sich einfach als Anhängsel des Rumpfes mit. Im Grunde folgen sie der gleichen Bewegung wie im *Hund.*

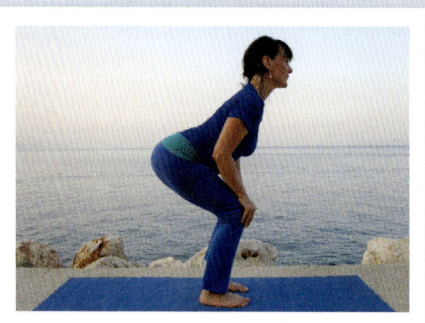

☻ Aushängen

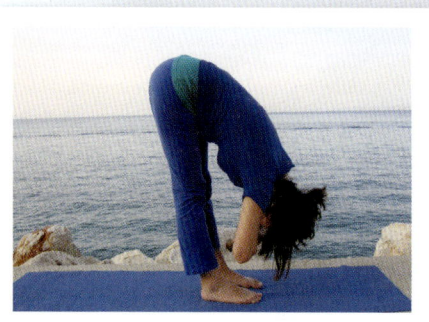

- Lassen Sie Ihren Oberkörper entspannt nach unten (aus)hängen. Sie stehen dabei im hüftbreiten Stand. Am besten verschränken Sie bei der Übung die Ellbogen, damit sich der Schultergürtel gut entspannt.

Hinweis:
Versuchen Sie, die Oberschenkelmuskulatur anzuspannen, während Sie die Knie gerade halten. Dadurch bleiben die Kniegelenke geschützt.

- Verweilen Sie einige Atemzüge. Beugen Sie dann die Knie leicht, bis Sie den Bauch auf den Oberschenkeln spüren. Lösen Sie Ihre Arme, und rollen Sie sich Wirbel für Wirbel nach oben.

☯ Buchdeckel

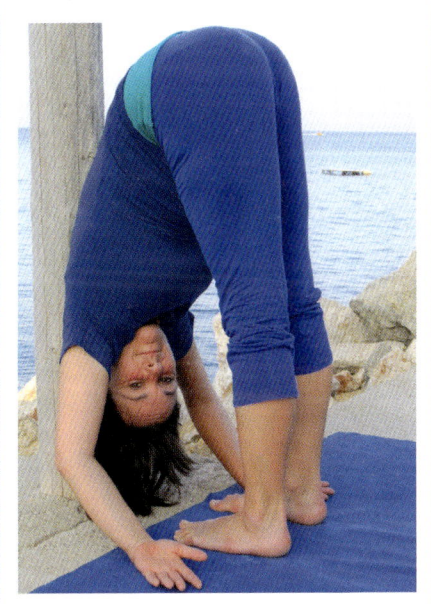

Chi-Haltungen

☯ Stuhl an der Wand

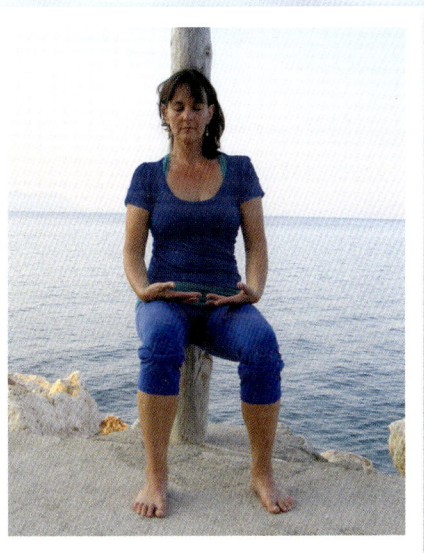

• Suchen Sie sich eine Wand. Stellen Sie sich so hin, dass Sie die Wand anschauen. Lassen Sie nun Ihren Oberkörper wieder nach vorn hängen.

• Bewegen Sie sich so nah auf die Wand zu, dass diese Ihren Rücken in Richtung Knie drückt. Sie können dabei die Knie zunächst gebeugt lassen. Im Lauf der Zeit wird es Ihnen möglich sein, sie besser durchzustrecken.

• Lehnen Sie sich mit dem Rücken an eine Wand. Rutschen Sie an ihr so weit nach unten, dass Ihre Beine in einem rechten Winkel stehen. So, als ob Sie auf einem Stuhl säßen.

• Halten Sie diese Position für 1 Minute, und steigern Sie die Dauer im Laufe der Zeit auf 3 Minuten.

☯ Blitzableiter (Lockerung)

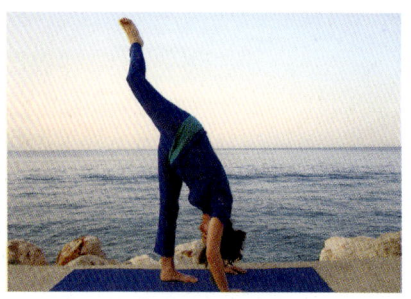

- Verschränken Sie Ihre Ellbogen, und lassen Sie den Oberkörper locker nach unten hängen. Beugen Sie dann die Knie so tief, dass Sie beide Hände auf den Boden legen können, und verlagern Sie einen Teil Ihres Gewichts auf die Hände. Heben Sie dann ein Bein in die Luft.

Hinweis:
Es ist nicht notwendig, das Standknie zu strecken.

- Bewegen Sie alle fünf Zehen, und lassen Sie das Fußgelenk kreisen. Schütteln Sie Ihr Bein nach oben hin aus, und vibrieren Sie mit den Lippen (»brrrr«) – wie ein Maikäfer auf einer Pferdekoppel. Wiederholen Sie die Übung mit dem anderen Bein.

Hinweis:
Der *Blitzableiter* eignet sich besonders gut zur Lockerung nach den Chi-Haltungen.

Meditation

»So'Ham«-Mantra

»So'Ham« ist ein altes vedisches Mantra und bedeutet: »Ich bin, der ich bin.« Ich bin voller Vertrauen in mich und das Leben, und Selbstvertrauen ist Gottvertrauen. Suchen Sie sich eine entspannte Position im Sitzen oder Liegen. Sprechen Sie im Geist mit der Einatmung die Silbe »So« und mit der Ausatmung die Silbe »Ham«. Vielleicht können Sie fühlen, wie das »So« bis ins Wurzel-Chakra sinkt und das »Ham« wieder zur Nasenspitze aufsteigt.
Zeitdauer: 7 Minuten.

»Ganesha Sharenam«-Mantra

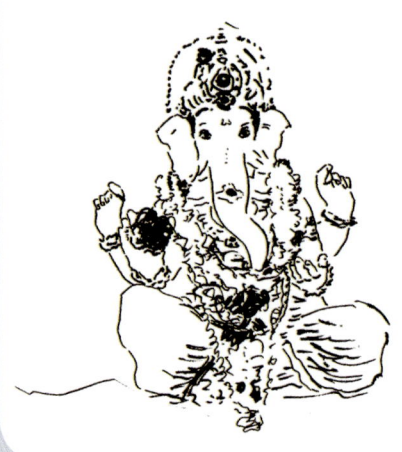

»Ganesha Sharenam« ist ebenfalls ein indisches Mantra, das traditionell immer wieder rezitiert wird. Besonders wenn es darum geht, Altes loszulassen und sich dem Neuen zu öffnen, oder es ganz allgemein darum geht, innere und äußere Probleme zu bewältigen. Durch die Rezitation dieses Mantras wächst Selbstvertrauen und damit Vertrauen in den Fluss des Lebens. Wiederholen Sie die Worte »Ganesha Sharenam«, wenn Sie einatmen, und »Sharenam Ganesha«, wenn Sie ausatmen.

Hinweis:

Diese Meditation ist auch für den freien Fluss des Leber-Chi förderlich.

Entspannung

Tipp:

Wenn Sie eine CD mit Meeresrauschen besitzen, verwenden Sie diese als akustischen Hintergrund. (Gut geeignet sind dafür auch meine CDs Going Deep und *Shakti Music. Mantras for Yoga and Meditation*)[8]

»Meereswellen«

Legen Sie sich in eine entspannte Position auf den Rücken. Wenn Sie möchten, können Sie beide Beine an einer Wand nach oben legen. Legen Sie Ihre Hände auf das Becken. Spüren Sie den Atem unter Ihren Händen. Überlassen Sie den Atem seinem natürlichen Rhythmus, und stellen Sie sich vor, sie sind von einem indigoblauen Nachthimmel umhüllt.

Sie liegen auf einem Boot, das am Strand befestigt ist. Das Meer umgibt Sie, über Ihnen scheint der Vollmond und spiegelt sich im Wasser. Ihr Atem hebt und senkt sich mit jeder Welle. Sie atmen ein, wenn die Welle das Boot nach oben hebt, und Sie atmen aus, wenn es sich wieder senkt. Wenn Sie möchten, können Sie mit der Einatmung die Silbe »So« denken und beim Ausatmen die Silbe »Ham«.

---

8 Shakti Music. Mantras for Yoga and Meditation erscheint im April 2011 im Schirner Verlag. Meine anderen CDs können über meine Website bestellt werden.

Übungsindex für das Element Wasser

Das Element Holz

20. Januar–19. März

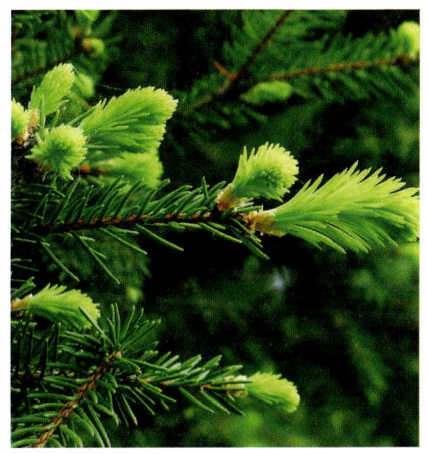

*Lausch den Vögeln im Wald.
Lass dich berühren, und
öffne dich.*

Die Energie des Holzes öffnet sich durch die Kraft des Frühlings, wenn die Natur aus ihrem Winterschlaf erwacht und die ersten Blüten und Sprossen wieder austreiben. Das Holz wird dem Meridianpaar Leber und Gallenblase zugeordnet. So, wie in der Frische des Frühlings die Kraft des Neuanfangs liegt, so unterstützt ein harmonisch fließendes Leber-Chi unsere Fähigkeit, uns dem Leben zu öffnen, Altes loszulassen und voller Tatkraft und Entschlossenheit auf das Leben zuzugehen. Das Leber-Chi wirkt auf unsere Intelligenz und un-

sere Gefühle. Es ermöglicht uns eine realistische Einschätzung des Lebens – im Innen wie im Außen. Die Leber ist mit dem Sehsinn verbunden, und sie ist darüber hinaus für die Gesundheit der Muskeln und Sehnen sowie der Hände und Füße zuständig.

Wenn ich an das Element Holz denke, sehe ich als Bild eine Waldlichtung vor mir und spüre die Frühlingssonne auf meiner Haut. Ich höre Vogelgezwitscher und die morgendlichen Waldklänge im Hintergrund – hat Leber vielleicht mit Leben zu tun?

Die Taoisten empfanden die Leber als so wichtig, dass sie sie als den »General« bezeichneten. Sie sollte für die Fähigkeit des strategischen Planens sorgen und für einen harmonischen Fluss der Energien innerhalb unseres Energiesystems.

Die Leber wird als Organ für Freundlichkeit, Offenheit und Tatkraft gesehen. Ein harmonisches Leber-Chi unterstützt tiefes Verständnis, Verzeihen und Loslassen. Da das Leber-Chi für eine harmonische Umwelt verantwortlich ist, ist die Leber auch für den Ausgleich der Emotionen zuständig. Wenn der Fluss unseres Leber-Chi gestört ist, haben wir eine Neigung zu unausgewogenen, wechselhaften Emotionen – wie z.B. chronischem Ärger, Wutausbrüchen, Sprunghaftigkeit oder ganz allgemein eine Tendenz, persönliche Grenzen mehr zu verteidigen, als es uns guttut.

Wenn wir das Gefühl haben, dass unsere Energie in der Leber nicht im Gleichgewicht ist, hilft es, die Vorurteile gegenüber unseren Irritationen aufzugeben und uns wieder sanft unseren Gefühlen zuzuwenden. So können wir uns wieder dem Mitgefühl öffnen, das die Leber nährt. Dabei helfen besonders die Übungsfolgen des Sanften Yoga und des Yin-Yoga. Versuchen Sie bei den Übungen, in sie hineinzuentspannen und durch die Achtsamkeit für den Körper Verständnis und Mitgefühl für den momentanen Zustand zu entwickeln. Sie können auf diese Weise Spannungen lösen, und die Emotionen können wieder frei fließen. Sie werden wieder bereit sein, sich dem »Strom des Lebens« zu öffnen, statt sich an Widerständen aufzureiben.

 ## Anatomische Eigenschaften aus westlicher Sicht

Die Leber ist die größte Drüse im Körper und wiegt zwischen drei und vier Pfund.

Sie liegt auf der rechten Seite der Bauchhöhle, direkt unter dem Zwerchfell, und wird durch die unteren Rippen geschützt. Sie ist ein Hauptspeicher für Vitamine, für Mineralien und für Glykogen, das dort in Glukose umgewandelt wird. Wenn wir ruhen, speichert die Leber Blut, und wenn wir uns bewegen, gibt sie es wieder frei. Die Leber ist die erste »chemische Fabrik« in unserem Körper: Jede Substanz, die nicht aufgeschlüsselt und energetisch verwendet werden kann, endet zur Entgiftung in der Leber.

Die Leber produziert fortwährend Galle, eine Flüssigkeit die in der Gallenblase gespeichert wird und eine wichtige Komponente für die Verdauung der Nahrung ist. Galle ist sehr konzentriert und besteht aus mehreren wichtigen Elementen, wie den Gallensalzen, die das Aufschlüsseln der Fette unterstützen. Die Gallenblase ist wie ein kleiner Beutel, in den die Galleflüssigkeit der Leber fließt. Ihre Aufgabe ist es, Galle zu speichern und den Verdauungsprozess nach Bedarf auszuführen.

Astrologische Eigenschaften

Den Donnerstag als Wochentag verbinde ich mit der Leberenergie, denn er entspricht in der westlichen Astrologie dem Planenten Jupiter, der im Sternzeichen des Schützen steht. Im westlichen astrologischen System wird dem Planet Jupiter das Funktionieren der großen Muskelgruppen zugeordnet, zu denen z.B. der Oberschenkelmuskel gehört und die glatten Muskeln der inneren Organe (z.B. auch die Leber). Das zweite und dritte Chakra finden hier ihre Entsprechung.

Am liebsten beginne ich mit den Übungen für das Element Holz gegen Mitte oder Ende der Menstruation, bis in die Phase der Eireifung, die dem zunehmenden Mond entspricht. Die Gebärmutterschleimhaut baut sich wieder auf – wie bei einer Pflanze, die sich neu verwurzelt, sprießen neue Blutgefäße in der obersten Schicht der Gebärmutterschleimhaut, und die Schleimhautdrüsen beginnen wieder zu wachsen.

☯ Yoga
für das Element Holz

Meridianverlauf

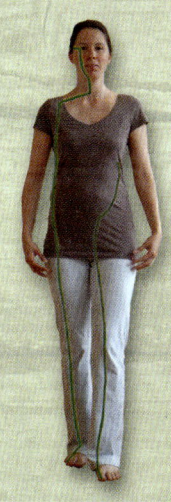

Der Leber-Meridian beginnt an der großen Zehe und verläuft entlang der Beininnenseite nach oben, oberhalb des Nieren-Meridians. Er fließt durch die Leiste in den Rumpf und endet am unteren Rand des Brustkorbs.

Der Gallenblasen-Meridian beginnt am äußeren Augenwinkel und verläuft seitlich den Körper entlang, mehr oder weniger im Zick-Zack, bis zur Hüfte. Von hier aus erstreckt er sich über die Außenseite des Beines nach unten und endet an der kleinen Zehe.

Atem

Für die Aktivierung des Leber-Chi eignen sich bei den Yin-Haltungen sowohl die *Hara-Atmung* (siehe S. 48) als auch die *Shakti-Atmung* (siehe S. 27). Während mancher Öffnungen der Körperseite eignet sich in den Yang-Flows auch die *Volle Yoga-Atmung*.

»Volle Yoga-Atmung«
(Spüren der Atemräume)

Legen Sie die Hände auf den Bauch, und spüren Sie, wie sich Ihre Bauchdecke beim Einatmen hebt und beim Ausatmen senkt. Heben Sie nun Ihre Hände seitlich auf Ihren rechten und linken Rippenbogen, und spüren Sie Ihren Atem dort: Beim Einatmen weitet sich der Rippenbogen nach außen, beim Ausatmen senkt er sich nach innen. Führen Sie Ihre Hände von außen an die Spitze der Lunge, sodass der Mittelfinger auf dem Schlüsselbein liegt. Versuchen Sie auch dort, den Atem unter Ihren Händen zu fühlen. Das geht anfangs am leichtesten, wenn Sie den Atem nach oben »seufzen«. Der Atem fließt dabei wie immer durch die Nase ein und aus.

Verbinden Sie diese Atemräume: Beim Einatmen geht der Bauch nach außen, der Rippenbogen und das Schlüsselbein weiten und heben sich. Bei der Ausatmung senken sich zuerst das Schlüsselbein, dann der Rippenbogen und schließlich der Bauch. Diese Atemform ist besonders während der Seitdehnungen sehr angenehm.

Sanftes Yoga

☯ Stern mit Energielenkung
(Entspannung)

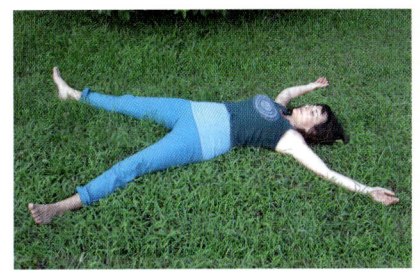

• Legen Sie sich in einer bequemen
Position auf den Rücken. Lassen
Sie die Beine weit auseinanderfallen
(etwas über hüftbreit), und öffnen
Sie die Arme ebenso weit. Nun
sehen Sie aus wie ein großer Stern.
Nehmen Sie wahr, wohin Ihr Atem
strömen will.

• Stellen Sie sich vor, wie Sie durch
die linke Hand einatmen, und
lenken Sie die Atemenergie bis
zum unteren Ende Ihres Brustbeins.
Lassen Sie dann die Energie Ihres
Atems durch das rechte Bein nach
unten ausströmen. Atmen Sie nun
durch den rechten Fuß bis zum
Brustbein ein und durch den linken
Arm aus. Atmen Sie dann durch
den rechten Arm ein und durch das
linke Bein aus. Fahren Sie auf diese
Weise fort. Sie erreichen dadurch

eine wunderbar ausgleichende Wirkung der Energieströme in Ihrem
Körper.

☯ Mondsichel in Rückenlage

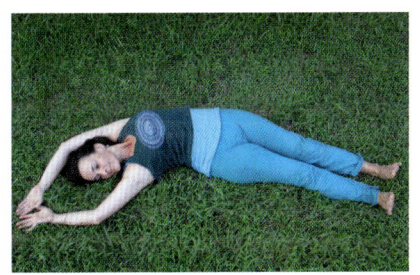

• Legen Sie sich auf Ihren Rücken,
und strecken Sie Ihre Arme aus, sodass sie neben Ihren Ohren liegen.

Hinweis:
Achten Sie darauf, dass Ihr Rücken
sich nicht vom Boden löst, und lassen
Sie den Kopf sanft hin- und herrollen,
bis Sie eine bequeme Position gefunden haben.

• Beugen Sie den Oberkörper und
die Beine zu Ihrer Lieblingsseite,
und verweilen Sie für 7 Atemzüge.

• Kommen Sie zurück in die Mitte,
und spüren Sie der Bewegung nach,
ehe Sie die Übung zur anderen Seite wiederholen. Üben Sie zu jeder
Seite noch 2 Mal..

Wirkung:
Diese Übung aktiviert das Nieren-
und das Leber-Chi, durchblutet die
Beckenorgane und öffnet die Hüften.

☯ Mondsichel in Seitenlage

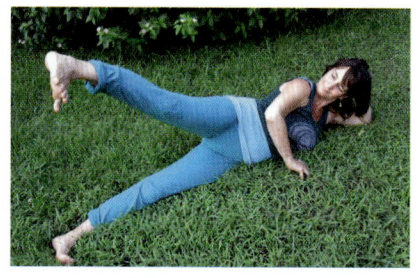

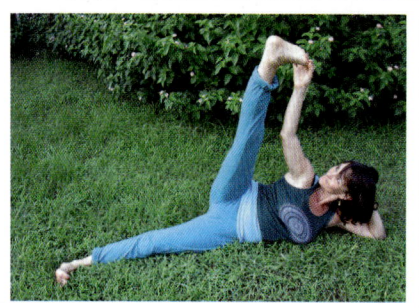

• Drehen Sie sich auf die linke Seite.
Stützen Sie den Kopf mit der linken
Hand ab. Heben Sie mit der Einatmung das rechte Bein so hoch es
geht in die Luft, und senken Sie es
wieder, wenn Sie ausatmen. Wiederholen Sie dies 3 Mal. Versuchen Sie
dann, den Fuß (die Wade, das Knie)
mit der Hand zu fassen. Verweilen
Sie einige Atemzüge.

• Heben Sie das rechte Bein noch
einmal nach oben, und drehen Sie
den Fuß so, dass die Ferse nach
oben zeigt. (Dadurch geht das Bein
zwar nicht so weit hoch, aber Sie
aktivieren einen anderen Muskel-
strang.) Wiederholen Sie die Übung
3 Mal, und verweilen Sie dann einige Atemzüge in der Haltung.

• Heben Sie mit der anschließenden
Einatmung beide Beine. Die großen
Zehen berühren sich dabei, und die
Fersen zeigen nach außen. Senken
Sie mit der Ausatmung die Beine,
wiederholen Sie die Übung 3 Mal,
und verweilen Sie wieder für einige
Atemzüge.

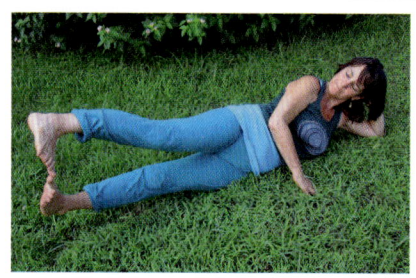

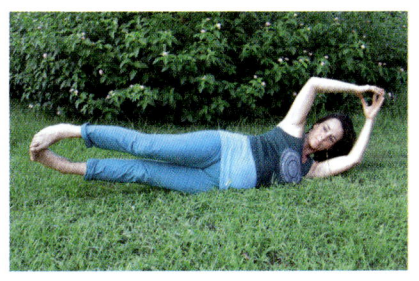

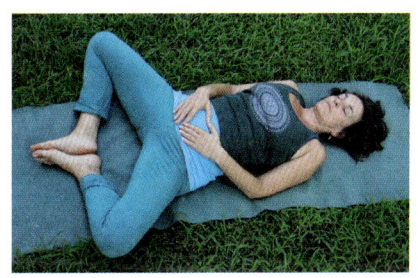

☯ Schmetterling
(mit dem Becken wippend)

● Strecken Sie als Nächstes beide Arme über den Kopf, und versuchen Sie dann, den Oberkörper und die Beine in den Himmel zu heben, als wären Sie eine kleine Mondsichel. Wiederholen Sie dies 3 Mal, und versuchen Sie, für ein paar Atemzüge die Balance zu finden.

● Wiederholen Sie den gesamten Ablauf noch einmal, ehe Sie wieder in der *Swastika* entspannen. Üben Sie anschließend mit der anderen Seite.

● Kommen Sie in die Schmetterlingshaltung: Die Fußsohlen berühren sich, die Knie fallen weit auseinander. Legen Sie die Hände auf das Becken, und gönnen Sie sich die Zeit, sich auf Ihren Atem zu konzentrieren. Drücken Sie bei der Ausatmung Ihren unteren Rücken gegen den Boden, und entspannen Sie sich während der Einatmung. Ihre Wirbelsäule rollt dabei wieder in ihre natürliche »S-Kurve«. Genießen Sie diese kleine Bewegung. Wenn Sie möchten, können Sie bei der Ausatmung auch sanft Ihre Beckenbodenmuskulatur nach innen ziehen und mit der Einatmung wieder loslassen.

Hinweis:
Je näher die Füße am Becken sind, desto intensiver wird die Dehnung der inneren Oberschenkelmuskulatur und damit auch die Durchblutung der Sexualorgane.

☯ Schmetterling
(stärkt den Rücken und dreht sich)

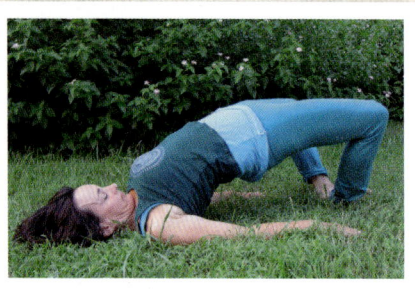

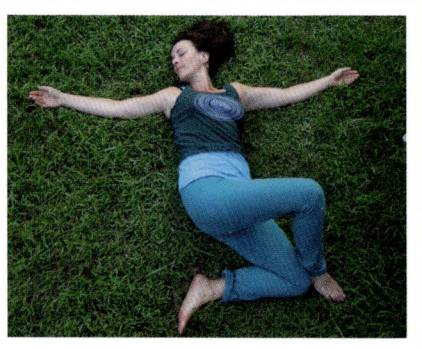

◆ Legen Sie sich in den *Schmetterling (mit dem Becken wippend)*. Heben Sie nun ihr Becken vom Boden. Rollen Sie dazu beim Einatmen Ihren Rücken Wirbel für Wirbel auf, bis Sie die Dehnung im Schulter- und Nackenbereich spüren. Bei der Ausatmung legen Sie den Rücken wieder langsam auf den Boden. Die Arme ruhen die ganze Zeit entspannt neben dem Körper.

Hinweis:
Sie können die Wirkung auf Ihr Becken verstärken, indem Sie den Beckenboden anspannen, während Sie Ihr Becken heben und ihn wieder lösen, wenn Sie Ihr Becken absenken.

◆ Klappen Sie beim Ausatmen das rechte Knie auf das linke, und drehen Sie den Kopf nach rechts. Die Wirbelsäule ist jetzt völlig gedreht. Gehen Sie mit der Einatmung wieder in die Ausgangsposition: Arme weit auseinander, Knie auseinandergeklappt. Drehen Sie sich dann zur anderen Seite. Wiederholen Sie die Übung zu jeder Seite ein paar Mal dynamisch, und verweilen Sie dann etwa 1–2 Mal auf jeder Seite für jeweils 7 Atemzüge.

☯ Nadelöhr

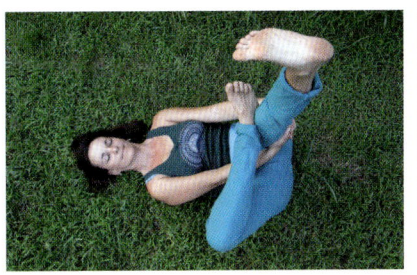

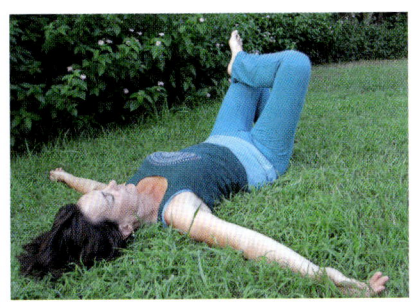

• Legen Sie sich auf den Rücken, und stellen Sie Ihre Beine in hüftbreitem Abstand auf den Boden. Legen Sie den rechten Knöchel auf das linke Knie, sodass Ihr rechtes Knie nach außen fällt. Dehnen Sie bei der Ausatmung das rechte Knie vom Körper weg, und entspannen Sie sich bei der Einatmung. (Beim Ausatmen verstärkt sich der Druck des Rückens auf den Boden, beim Einatmen rollt er wieder in seine natürliche »S-Kurve«). Wiederholen Sie dies einige Male, und dehnen Sie dabei Ihre Leiste vom Körper weg.

Hinweis:

Experimentieren Sie doch einmal damit, in der Ausatmung die Schließmuskulatur (den Beckenboden) nach innen zu ziehen.

• Heben Sie nun Ihre Beine aus der verschränkten Position heraus an, und greifen Sie mit Ihren Händen hinter den unteren Oberschenkel. Verweilen Sie einige Atemzüge, ehe Sie das Bein nach oben strecken. Wenn es Ihnen leichtfällt, das Bein gestreckt zu halten, können Sie die Dehnung verstärken, indem Sie die Fußsohle immer weiter in Richtung Himmel schieben. (Verwenden Sie ein Tuch als Verlängerung der Hände, wenn Sie das Bein noch nicht umfassen können). Verweilen Sie bis zu 3 Mal für je 7 Atemzüge.

• Gehen Sie wieder in die Ausgangsposition – stellen Sie Ihre Beine in hüftbreitem Abstand auf den Boden, und legen Sie den rechten Knöchel auf das linke Knie. Dehnen Sie Ihre Leiste gut vom Körper weg, und schieben Sie das nach außen zeigende Knie weit vom Körper weg. Entspannen Sie in der *Kuschelhaltung*, ehe Sie die Übung mit der zweiten Seite wiederholen.

Hinweis:
Da diese Haltung auch als Yin-Haltung geeignet ist, können Sie die Yin-Sequenz auch mit dieser Haltung beginnen. Verzichten Sie in diesem Fall darauf, das Bein in der Luft zu strecken!

Hinweis:
Ziehen Sie sich nicht mit der Kraft der Arme nach unten. Versuchen Sie, in der Haltung zu entspannen, und verweilen Sie 2–3 Minuten.

☯ Grätsche

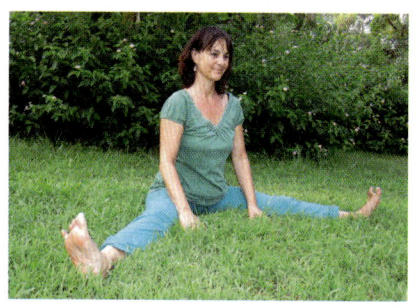

Yin-Flows

☯ Schmetterling (im Sitzen)

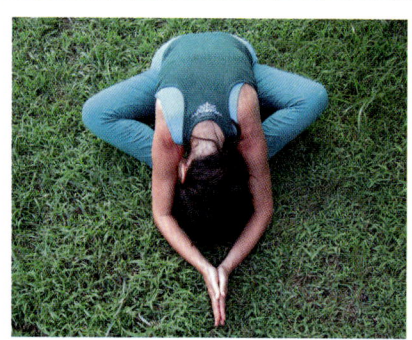

♦ Führen Sie im aufrechten Sitz beide Fußsohlen aneinander, und lassen Sie den Oberkörper nach vorn hängen, lassen Sie ihn sich runden. Die Ellbogen liegen vor den Schienbeinen oder versuchen, sich in diese Richtung zu bewegen.

♦ Lehnen Sie sich bequem an eine Wand, Ihr ganzer Rücken sollte gut abgestützt sein. Grätschen Sie dann beide Beine weit vom Körper weg. Lösen Sie anschließend Ihren Rücken sanft von der Wand (es sind vielleicht zuerst nur ein paar Zentimeter). Pendeln Sie sanft hin und her, Sie finden immer wieder die Unterstützung der Wand, wenn Sie sie benötigen.

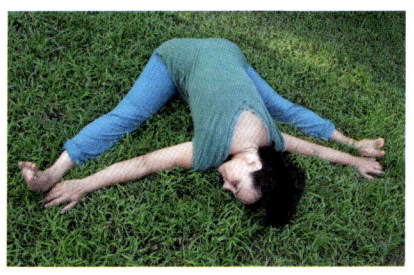

♦ Dehnen Sie sich, indem Sie sich zu einem Ihrer Beine lehnen. Stützen Sie die untere Hand am Boden ab, und führen Sie den Ellbogen in Richtung Boden. Strecken Sie die andere Hand in den Himmel, und neigen Sie den Arm zur Seite. Lassen Sie dabei Ihr Gesäß fest auf dem Boden. Versuchen Sie, einige Atemzüge zu verweilen, und fahren Sie nur mit dem nächsten Punkt fort, wenn Ihnen das leichtfällt.

♦ Rutschen Sie 20 cm von der Wand weg, und stützen Sie die Hände – oder je nach Länge der Arme auch die Fingerspitzen – hinter Ihrem Rücken ab. Legen Sie dazu am besten die Daumen neben die Hosennaht, und drehen Sie die restlichen Finger nach hinten. Versuchen Sie, 7 Atemzüge lang mit einem geraden Rücken zu sitzen, gegebenenfalls auch länger. Wenn es Ihnen schwerfällt, im unteren Rücken gerade zu bleiben, können Sie auch eine gerollte Decke unter Ihr Gesäß schieben, damit Ihr Becken nach vorn kippt.

♦ Lassen Sie den Oberkörper so weit wie möglich nach vorn sinken. Vielleicht können Sie sich auf den Ellbogen abstützen, oder Sie kommen sogar noch weiter nach unten.

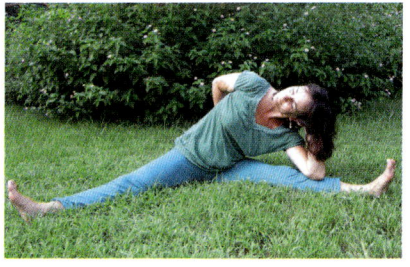

♦ Lassen Sie den erhobenen Arm entspannt nach hinten auf den unteren Rücken sinken, und drehen Sie das Brustbein noch weiter nach oben. Stützen Sie den unteren Ellbogen auf den Boden (oder auf einer gefalteten Decke), sodass Sie Ihren Kopf in Ihre Hand legen können. Wahlweise können Sie den Ellbogen auch auf dem Schienbein ablegen. Versuchen Sie, 1–3 Minuten in dieser Haltung zu verweilen.

☯ Schlafender Schwan

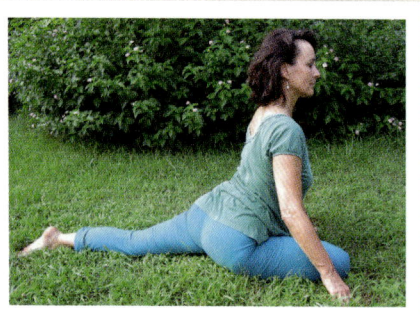

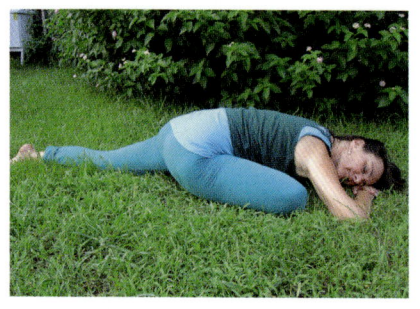

◆ Bringen Sie aus dem Vierfüßlerstand Ihr rechtes Schienbein zwischen die Hände, Ihr rechtes Knie zeigt nun in die Richtung Ihres rechten Armes. Legen Sie Ihr Schienbein schräg auf dem Boden ab, jedoch nur so schräg, dass es Ihrem Knie guttut. Halten Sie Ihren Oberkörper für einige Atemzüge aufrecht, und lassen Sie die Hüfte in Richtung Boden sinken. Achten Sie darauf, dass der Hüftknochen dabei gerade, also auf einer Höhe, bleibt und Sie nicht zur Seite kippen. Legen Sie eventuell eine gerollte Decke unter die Hüfte des gebeugten Beins.

◆ Neigen Sie den Oberkörper behutsam nach vorn. Strecken Sie die Arme nach vorn aus, oder kreuzen Sie die Hände unter der Stirn. Sie können auch ein Kissen umarmen. Verweilen Sie für 3 Minuten, und entspannen Sie dann in der *Stellung des Kindes*, ehe Sie die andere Seite üben.

☙ Frosch (dreht sich)

☙ Yin-Krokodil (Entspannung)

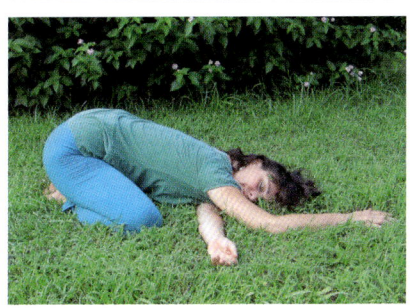
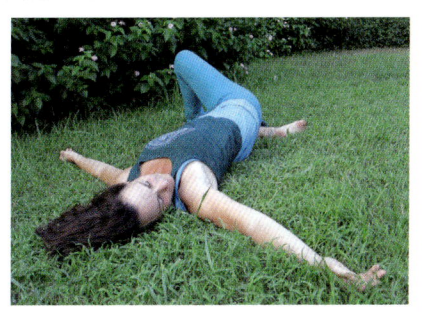

♦ Öffnen Sie Ihre Knie aus der *Stellung des Kindes* heraus so weit Sie können. Führen Sie den unteren Arm unter Ihrem Körper hindurch. Strecken Sie den oberen Arm weit nach oben, und legen Sie dann Ihren Handrücken entspannt auf den unteren Rücken. Wenn Sie sehr beweglich sind, können Sie vielleicht sogar zu dem gegenüberliegenden Oberschenkel greifen. Achten Sie aber darauf, dass Sie eine Haltung finden, in der sich Ihr Körper für die nächsten 3 Minuten gut entspannen kann. Wahlweise können Sie auch den oberen Arm senkrecht nach vorn ausstrecken. Vergessen Sie nicht, die zweite Seite ebenfalls zu üben.

♦ Legen Sie sich auf den Rücken, stellen Sie die Füße hüftbreit auseinander, und legen Sie den rechten Fuß auf das linke Knie, sodass Ihr rechtes Knie nach außen fällt. Drehen Sie dann diese Beinkombination nach links, und entspannen Sie für 2–3 Minuten in der neuen Position.

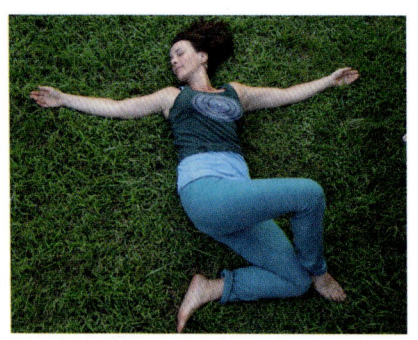

Yang-Flows

☯ Pfeil und Bogen (mit Drehung)

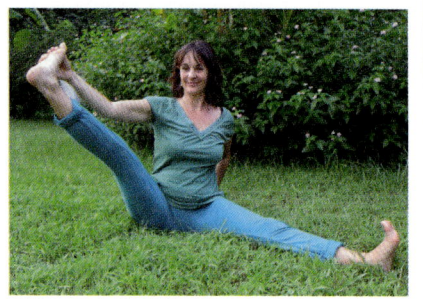

♦ Öffnen Sie die Arme auf Schulterhöhe. Lassen Sie den Kopf sanft von
rechts nach links rollen, bis Sie die
Position gefunden haben, in der Sie
sich gut fühlen. Wenn Sie die Drehung verstärken wollen, können Sie
in die Richtung schauen, von der
Ihre Beine wegzeigen. Pendeln Sie
sanft zwischen Knie und Schulter
hin und her und spielen Sie damit,
welcher Körperteil näher am Boden
ist.

♦ Entspannen Sie dann gut in einer
neutralen Position, ehe Sie zur anderen Seite üben.

♦ Setzen Sie sich in die *Grätsche*.
Heben Sie das rechte Bein in die
Luft, und ergreifen Sie es zunächst
mit beiden Händen. »Laufen« Sie
mit den Händen nur so weit nach
oben, dass Sie Ihr Bein noch durchgestreckt lassen können. Lösen Sie
dann die linke Hand, und stützen
Sie sie hinter dem Rücken ab.
Dehnen Sie das rechte Bein weit
nach außen, und verweilen Sie für 7
Atemzüge.

♦ Stellen Sie sich dann vor, dass Sie
hinter einer Art Windschutzschei-
be sitzen, die Sie mit dem rechten
Fuß in allen Ecken säubern wollen.
Nehmen Sie dazu Ihren Fuß in
die Hand, auch wenn Sie Ihr Knie
dabei beugen müssen. So öffnen Sie
spielerisch Ihr Hüftgelenk. Wiederholen Sie den ersten Punkt.

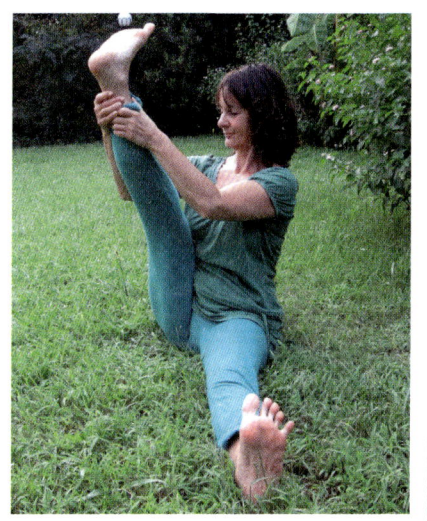

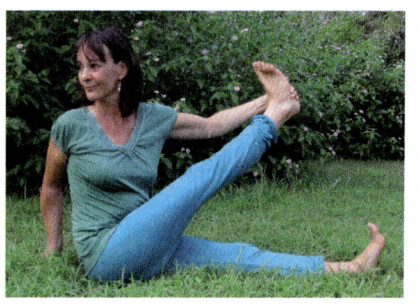

• Nehmen Sie das Bein in die linke Hand, und dehnen Sie es nach links. Verweilen Sie wieder 7 Atemzüge, und stellen Sie den linken Fuß neben das rechte Bein. Drehen Sie den Oberkörper nach rechts, drücken Sie das linke Knie fest an den Bauch, und stützen Sie die rechte Hand hinter Ihrem Rücken ab.

• Führen Sie dann das rechte Bein in die Mitte, und ziehen Sie es mit beiden Händen so nah wie möglich an den Körper (das Schienbein zum Kopf, nicht den Kopf zum Schienbein). Verweilen Sie für 7 Atemzüge oder, wenn es Ihnen leichtfällt, auch länger.

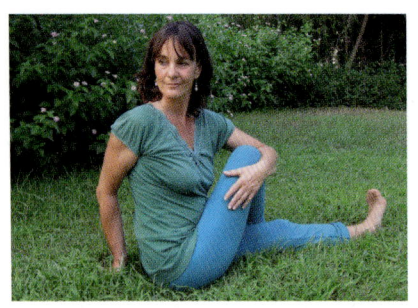

☯ Seitstretch

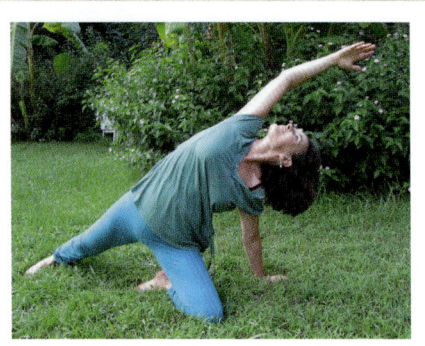

* Bleiben Sie noch einmal 7 Atemzüge lang in der Haltung, und gehen Sie dann wieder zurück in die Mitte.

Hinweis:
Bleiben Sie bei dieser Übung aufrecht sitzen, und verteilen Sie das Gewicht gleichmäßig auf beide Pohälften. Richten Sie sich völlig gerade auf. Probieren Sie doch hier wieder die *Hara-Atmung* (siehe S. 48) aus: Verfolgen Sie den Weg des Atems von der Nase bis in den Bauch, und spüren Sie, wie der Bauch beim Ausatmen nach innen sinkt und die eingeatmete Energie sich verteilt. Weil der Bauch nach innen sinkt, können Sie sich im Bereich der unteren Wirbelsäule noch weiter drehen.

* Entspannen Sie in der *Stellung des Kindes*, ehe Sie die Übung zur anderen Seite wiederholen.

* Bringen Sie aus dem Vierfüßlerstand Ihr rechtes Schienbein hinter das linke Handgelenk. Legen Sie die Oberseite des linken Fußes auf dem Boden ab, und strecken Sie den linken Arm in Verlängerung des Körpers nach oben.

* Dehnen Sie die geöffnete Seite in die Länge, indem Sie die äußere Fußkante in Richtung Boden schieben und die Finger weit in die Diagonale strecken. Spüren Sie Ihren Atem?

Hinweis:
Sie können diese Haltung mit der *Vollen Yoga-Atmung* (siehe S. 70) unterstützen: Beim Einatmen füllt der Atem die lang gedehnte Seite aus, und beim Ausatmen fließt er über den gestreckten Arm aus.

☯ Dreieckszyklus

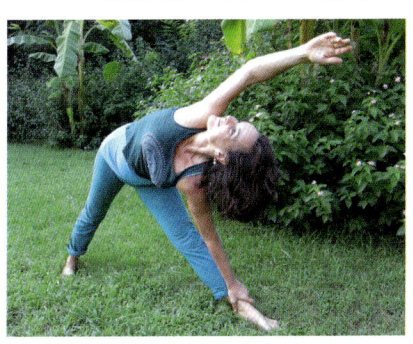

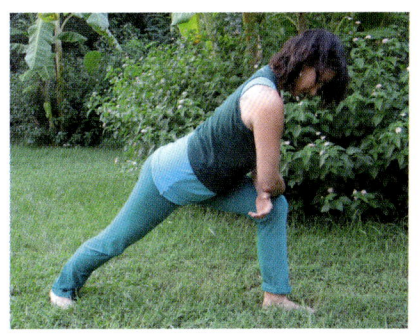

♦ Grätschen Sie im Stehen Ihre Beine möglichst weit. Der linke Fuß zeigt nach vorn, der rechte ist leicht nach innen gedreht. Strecken Sie den rechten Arm weit nach oben. Gleiten Sie mit der linken Hand am linken Bein entlang Richtung Knie, Wade oder Boden. Achten Sie darauf, die Hüfte nicht aufzudrehen. Beide Arme bleiben in einer geraden Linie, die obere Hand symbolisiert die Spitze in der Mitte eines Dreiecks. Verweilen Sie für 7 Atemzüge.

Hinweis:
Wenn es Ihnen leichtfällt, können Sie die Seite noch weiter öffnen, indem Sie den oberen Arm am Ohr entlang strecken.

♦ Beugen Sie das vordere Bein nun so, dass es im 90°-Winkel steht. Drehen Sie den Oberkörper nach vorn auf. Spüren Sie die gerade Linie von der Außenkante des Fußes bis zum Kopf.

♦ Drehen Sie dann nur den Oberkörper zur anderen Seite (gedrehtes Dreieck, gebeugt).

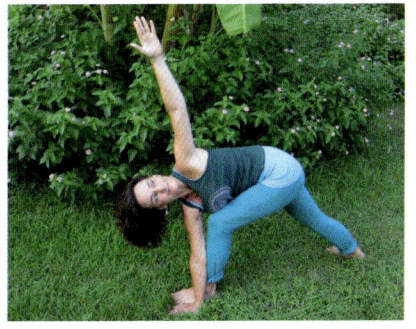

Hinweis:
Achten Sie auf die gerade Linie Ihrer Arme und darauf, dass der obere Arm aktiv nach oben zieht. Für das Abstützen der unteren Hand kann auch ein Yogaklotz hilfreich sein.

- Strecken Sie nun beide Beine, und lassen Sie sich nach vorn *ausbaumeln*. Spüren Sie im aufrechten Stand nach, bis Ihr Atem wieder ruhiger ist, ehe Sie zur anderen Seite üben.

☯ Stern (an der Wand oder frei)

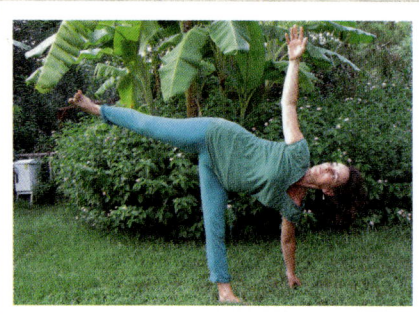

- Stellen Sie sich mit dem Rücken an eine Wand. Beugen Sie das linke Knie, und versuchen Sie, mit der linken Hand den Boden zu erreichen (oder legen Sie sie auf einen Yogaklotz). Strecken Sie das linke Bein durch, und geben Sie den rechten Arm gestreckt nach oben, sodass Ihr ganzer Rücken die Wand berührt.

Tipp:
Sie können auch die linke Hand vom Boden lösen und so ausprobieren, wie es ist, nur von der Wand gehalten zu werden.

Hinweis:
Wenn Sie durch die Unterstützung der Wand ein Gefühl für die optimale Ausrichtung in dieser Position bekommen haben, können Sie versuchen, ohne sie das Gleichgewicht zu halten, d.h., Ihre Balance im *freien Stern* zu finden.

☯ Palme (im Wind) und Göttin

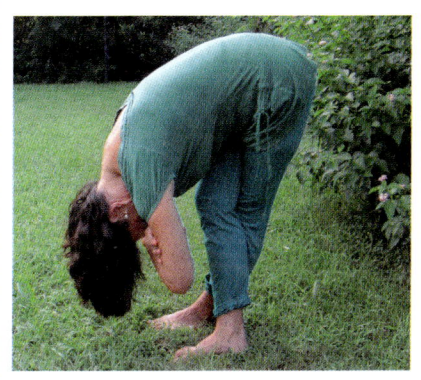

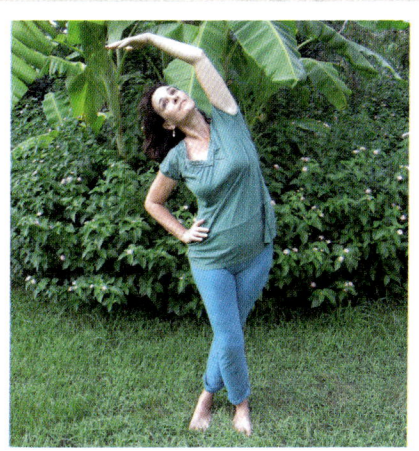

◆ Kreuzen Sie den rechten Fuß vor den linken, und lassen Sie sich nach vorn *ausbaumeln*. Spüren Sie die Dehnung im unteren Rücken und im rückwärtigen Bein? Verweilen Sie für einige Atemzüge.

◆ Rollen Sie dann Wirbel für Wirbel nach oben, stützen Sie die rechte Hand in die Hüfte, und beugen Sie sich weit nach links. Der linke Arm zeigt diagonal nach oben. Drehen Sie den Kopf, und schauen Sie in Ihre Handfläche. Verweilen Sie für 3 Atemzüge oder solange es Ihnen guttut.

◆ Atmen Sie ein, und führen Sie die linke Hand nach oben, sodass die Fingerspitzen sich berühren. Verweilen Sie noch einmal 3–5 Atemzüge. Kommen Sie zurück in die Mitte, und wiederholen Sie die Dehnung zur anderen Seite.

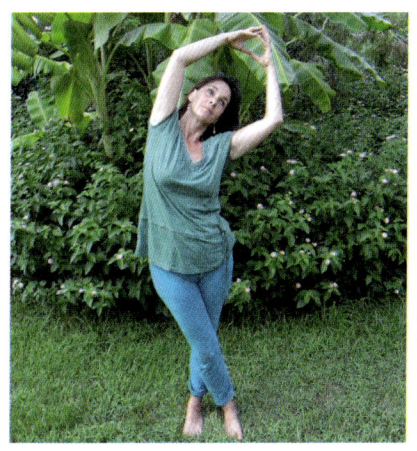

• Lassen Sie Ihren Oberkörper noch einmal nach vorn *ausbaumeln*, während Sie die Arme verschränkt halten und die Beine noch in der Anfangsposition sind.

• Lösen Sie die Arme, und rollen Sie sich langsam wieder nach oben. Nehmen Sie die Arme mit, bis sich die Hände über dem Kopf treffen. Zentrieren Sie Ihren Körper mit der nächsten Ausatmung, indem Sie die Hände falten und über die Mittellinie des Körpers in Gebetshaltung vor das Herz bringen. Gehen Sie zurück in den hüftbreiten Stand, und spüren Sie den Rhythmus Ihrer Atmung – ist sie ruhig und gleichmäßig, sind Sie bereit, den Ablauf mit andersherum gekreuzten Beinen zu wiederholen.

Chi-Haltungen

☯ Tempeltänzerin

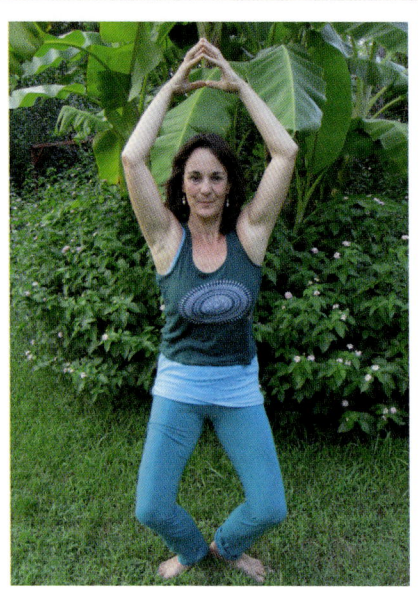

• Bringen Sie beide Fersen so nah wie möglich aneinander, und drehen Sie die Füße nach außen (wie in der ersten Position im Ballett). Gehen Sie tief in die Knie. Achten Sie darauf, das Gewicht auf den äußeren Fuß zu verlagern, und aktivieren Sie die Schließmuskulatur, sodass der untere Rücken möglichst gerade bleibt.

◆ Führen Sie beide Arme über den Kopf, sodass sich zuerst die Fingerspitzen und dann die Handflächen berühren. Beugen Sie die Ellbogen, und ziehen Sie sie leicht nach hinten. Ihre Schultern bleiben dabei relativ frei, und die innere Armmuskulatur wird aktiviert. Lassen Sie den Atem frei fließen, und verweilen Sie so 1–3 Minuten.

Hinweis:
Viele meiner Schülerinnen finden hier auch die *Shakti-Atmung* (siehe S. 27) hilfreich. Beim Einatmen berühren sich die Fingerspitzen, und beim Ausatmen drücken Sie die Handflächen aneinander. Wahlweise eignet sich für die Übungen des Elementes Holz auch die Chi-Haltung der *Göttin*, wie sie beim Element Erde beschrieben ist.

Meditation

»Tanz des Bambus«

Finden Sie eine Position im Sitzen, in der Sie sich entspannen können. Stellen Sie sich vor, Sie sind ein Bambusrohr im tropischen Dschungel. Spüren Sie die Feuchtigkeit und den Wind dort? Richten Sie dann die Aufmerksamkeit auf Ihre Wirbelsäule, nehmen Sie Ihre Sitzhöcker, die Knochen in Ihrem Gesäß, wahr, und wandern Sie in Gedanken die Wirbelsäule nach oben bis zum Scheitel. Lassen Sie von Ihren Sitzhöckern aus Wurzeln in den Boden wachsen und Ihren Scheitel in Richtung Himmel streben, ins Licht. Pendeln Sie dann in kleinen Kreisen um Ihre »Wurzeln« herum, und lassen Sie sie nach außen hin spiralförmig größer werden. Ändern Sie die Richtung, und lassen Sie die Kreise nach innen wieder kleiner werden, bis Sie wieder ganz still sitzen. Konzentrieren Sie sich dann auf Ihren Atem, und bleiben Sie für 3–7 Minuten still sitzen.

»Om Mani Peme Hung«

»Om Mani Peme Hung« ist ein altes tibetisches Mantra, das übersetzt bedeutet: »Ich verbinde mich mit dem Juwel des Lotos, in dem alles enthalten ist.« Dieses Mantra verbindet Sie mit der Energie des Mitgefühls und des Verzeihens – eine unmittelbare Voraussetzung, um sich wieder der Energie des neuen Anfangs öffnen zu können. Wiederholen Sie diesen Satz mit jeder Ein- und Ausatmung, zunächst für 7 Minuten.

Tipp:

Stellen Sie sich dazu am besten eine Küchenuhr, wenn Sie mit dieser Art des Meditierens experimentieren wollen.

Entspannung

»Atem des Waldes«

Stellen Sie sich vor, Sie liegen auf einem warmen Mooshügel auf einer Lichtung in einem Wald. Die Sonne scheint Ihnen ins Gesicht und auf den Bauch, die Vögel zwitschern, und um Sie herum leuchten die Bäume in frischem Grün. In der Nähe plätschert ein kleiner Bach, den Sie im Hintergrund hören.

Lassen Sie Ihren Atem kommen und gehen, und verbinden Sie sich mit der Frische des Frühlings, und des Neuanfangs. Lassen Sie alle Vorstellungen los, und bleiben Sie mit Ihrer Aufmerksamkeit bei dem Fluss Ihrer Atmung. Sie atmen ein, und Sie atmen aus. Mit jeder Ausatmung lassen Sie Altes los, und mit jeder Einatmung atmen Sie neue und frische Energie und Lebenskraft wieder ein. Überlassen Sie sich ganz der Energie Ihres Atems, die eingebettet ist in den Wandel der Zeiten.

Übungsindex für das Element Holz

Holz	Leber/Gallenblase		
Sanftes Yoga	Stern mit Energielenkung (Entspannung)	*auch für Milz*	S. 71
	Mondsichel in Rückenlage	*auch für Nieren*	S. 71
	Mondsichel in Seitenlage		S. 72
	Schmetterling (mit dem Becken wippend)		S. 73
	Schmetterling (stärkt den Rücken und dreht sich)		S. 74
	Nadelöhr	*auch für Nieren*	S. 75
Yin-Flows	Schmetterling (im Sitzen)	*auch für Nieren, Milz*	S. 76
	Grätsche		S. 76
	Schlafender Schwan		S. 78
	Frosch (dreht sich)	*auch für Lunge, Nieren*	S. 79
	Yin-Krokodil (Entspannung)		S. 79
Yang-Flows	Pfeil und Bogen (mit Drehung)		S. 80
	Seitstretch		S. 82
	Dreieckszyklus	*auch für Milz*	S. 83
	Stern (an der Wand oder frei)		S. 84
	Palme (im Wind) und Göttin	*auch für Milz*	S. 85
Chi-Haltungen	Tempeltänzerin		S. 86
Meditation	»Tanz des Bambus«		S. 87
	»Om Mani Peme Hung«		S. 88
Entspannung	»Atem des Waldes«		S. 88

Das Element Feuer

20. März–4. Juni

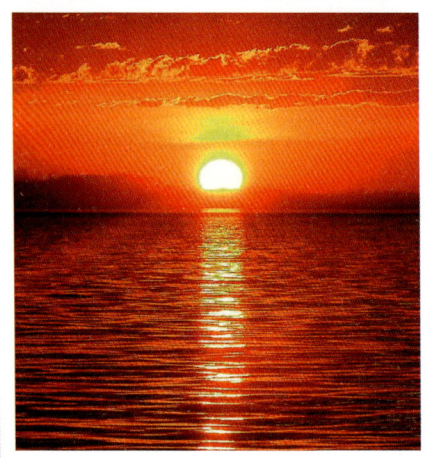

*Sonne und Sommerblüten,
und dein Herz blüht auf.*

Die Kraft des Feuers spiegelt sich in den Farben des Sommers, wenn die Tage lang sind und die Nächte kurz und mild, wenn die Menschen sich mehr nach außen als nach innen ausrichten. Es ist die Zeit des Erblühens, die Zeit der heißen Dämpfe und oft auch die Zeit des »Frisch-verliebt-Seins«, wobei dies den Zustand des Verliebt-Seins ohne ein notwendiges Gegenüber meint, den Zustand einer grundlosen Freude, die einfach aus sich selbst heraus entsteht, und das Gefühl des »Eins-Seins« mit dem Strom des Lebens. Wenn ich an die energetischen Qualitäten des Elementes Feuer denke, stelle ich mir meist einen Sonnenaufgang über dem Meer vor oder eine prächtige Sommerwiese, die auf dem Höhepunkt ihrer Blütezeit ist. Ich spüre das Lachen und die flirrende Luft des Sommers auf meiner Haut.

In der TCM wird das Herz als Zentrum der Gesundheit betrachtet, und es steht für Liebe, Lebenslust und Begeisterungsfähigkeit. Unbewusstes Handeln weist auf einen Mangel im Element Feuer hin. Glück ist ein Zeichen für Gesundheit, denn Gesundheit gilt als Zeichen des Glücks. Dem Herz wird der Sitz der Emotionen bzw. des Geistes – »Shen« zugeordnet, dessen Ausprägungen Gedächtnis, Intelligenz, Denken und Schlaf sind. Das Herz ist also das Organ, das mit Freude, Aufrichtigkeit und Liebe in Verbindung gebracht wird. Ein strahlendes Herz pulsiert in jeder Körperzelle und drückt sich in unserer Kreativität, unseren zwischenmenschlichen Kontakten und unserer Kommunikationsbereitschaft aus. Die Herzenergie sorgt für Harmonie im Zusammenspiel mit den anderen Energien. Sie sorgt für einen klaren, ausgewogenen Geist und eine gute Grundstimmung. Auf der organischen Ebene wird die Zunge dem Element Feuer zugeordnet, und auf der körperlichen Ebene sorgt ein harmonisches Feuer-Chi für einen guten Blutkreislauf, sodass der Stoffwechsel reibungslos funktioniert.

Das Herz versorgt das Gewebe und den ganzen Körper mit Blut. Das Konzept für Blut unterscheidet sich in der TCM sehr vom westlichen Konzept. Blut ist hier nämlich der Yin-Aspekt von Chi. Wenn also das Chi der aktive Teil ist, so versinnbildlicht das Blut die Fähigkeit, die Dinge im Geiste der Zufriedenheit und Freude so anzunehmen, wie sie sind. Es steht also vielmehr für Empfangen als für aktives Handeln.

Die Energie des Dünndarms hilft, Dinge zu sortieren, und trennt, was uns nährt von dem, was uns schadet – auf allen Ebenen. Wenn das Herz und das Dünndarm-Chi aus der Balance geraten, fühlen wir uns freudlos, erschöpft und manchmal sogar verzweifelt. Wir reagieren mit Hass und Ablehnung auf die Umstände, die unser Leben ausmachen. Kalte Hände, Hitzewallungen, Herzrasen oder Verdauungsprobleme können ein Hinweis darauf sein, dass es wieder an der Zeit ist, sich nach innen auszurichten.

Tipp:
Wenn Ihr Alltag gerade einmal hektisch ist, suchen Sie sich eine ruhige Ecke. Legen Sie sich auf den Boden, und legen Sie beide Hände auf Ihr Herz, sodass die Mittelfinger das Schlüsselbein berühren. Spüren Sie den Atem unter Ihren Händen. Sagen Sie sich beim Einatmen: »Ich liebe mich …« und beim Ausatmen: »so, wie ich bin«. Gönnen Sie sich 3 Minuten für diese Pause.

Das Element Feuer beherbergt, im Gegensatz zu den anderen Elementen, zwei zusätzliche Meridianpaare, nämlich den Perikard-Meridian (das Perikard ist der Herzbeutel), der auch wunderbar treffend »Schützer des Herzens« genannt wird, und den Dreifacher-Erwärmer-Meridian, der die anderen Organe schützt und nährt. Der Herzbeutel umschließt das Herz fast ganz und befindet sich energetisch meist in einer sehr ähnlichen Situation wie der Herz-Meridian. Dem Dreifacher-Erwärmer ist im westlichen Verständnis kein Organ zugeordnet. Er ist allerdings für das Verteilen der Energie zuständig. Diese Energieverteilung wird durch das Zusammenspiel der drei sogenannten Brennkammern geregelt, die die inneren Quellen der Lebensenergie darstellen und gleichzeitig auch noch einmal verdeutlichen, welches die drei grundlegenden Arten des Chi sind (jene, aus denen das Leben, also auch wir, immer wieder neu hervorgehen und es erhalten):

- Energie aus der Atmung – Herz und Lunge
- Energie aus der Nahrung – Milz und Magen
- Grundenergie, die wir bei unserer Geburt mit auf die Welt bekommen haben – Niere

Anatomische Eigenschaften aus westlicher Sicht

Das **Herz** schlägt 72 Mal pro Minute, und 4.200 Mal pro Stunde. So erzeugt es eine Hitze, die vom **Perikard** (Herzbeutel) verteilt wird. Das Perikard hüllt unser immerfort schlagendes Herz ein. Das Herz liegt in der Brust, bei der Lunge. Es ist ein starker und kräftiger Muskel, der die inneren Organe kontrolliert und steuert. Das Herz ist ungefähr so groß wie eine menschliche Faust und sorgt dafür, dass Sauerstoff ins Blut gelangt.

Der **Dünndarm** liegt im Zentrum der Bauchhöhle, und in ihm findet der Hauptteil der Verdauung statt. Der Dünndarm bekommt, was der Magen noch nicht vollständig verdaut hat und fährt mit dem Prozess der Trennung und Verarbeitung fort. Hier ist der Ort, an dem das aussortiert wird, was wichtig ist oder unwichtig, was brauchbar ist oder verwerflich. Das gilt für alle Ebenen des Körpers und der Seele.

Im Gegensatz zu den anderen Meridianen wird der **Dreifache-Erwärmer,** wie bereits erwähnt, im westlichen Verständnis nicht auf ein Organ bezogen. Gleichwohl wird er, innerhalb der fernöstlichen Sicht, mit der Funktion der anderen Organe gleichgesetzt. Er wirkt auf Atmung, Verdauung und Ausscheidung, er reguliert den Blutdruck und sorgt im Körper für ein ausgewogenes Verhältnis von Hitze und Kälte.

Astrologische Eigenschaften

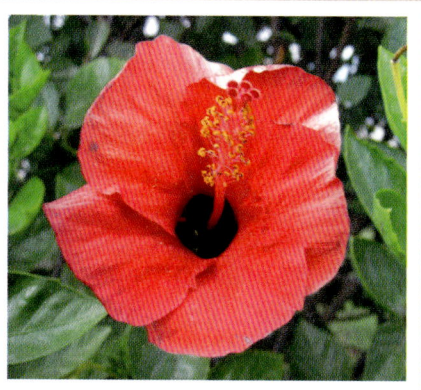

In der westlichen Astrologie entspricht der Dienstag dem Planeten Mars, der auch hier dem Element Feuer zugeordnet ist. Mars regiert das Sternzeichen Widder und den Blutkreislauf. Daher habe ich das Herz und somit auch den Dünndarm dem Wochentag Dienstag zugeordnet.

Ich assoziiere mit dem Dreifacher-Erwärmer-Meridian und dem Perikard-Meridian die ruhigeren Qualitäten des dem Element Feuer zugeordneten Sternzeichens Löwe. Dem Sternzeichen Löwe entsprechen in der westlichen Astrologie die Sonne und der Sonntag. Die Sonne steht für Wärme, Wachstum und ein offenes Herz. Im astrologischen Sinn ist sie für das Herz-Kreislauf-System zuständig. Im indischen Chakra-System entspricht das Herz dem Element Luft und dem vierten Chakra.

Am liebsten sind mir die Übungen dieses Elementes zur Zeit des Eisprungs und kurz davor. Also immer, wenn mein Hormonspiegel etwas höher ist und die lebhafteren Übungen des Elementes sich im Einklang mit meinem aktiveren Energieniveau befinden und die sanften, herzöffnenden Übungen mich ins Gleichgewicht bringen, sodass mich ruhige Freude durchströmt.

Bei den nun folgenden Yogaübungen für den harmonischen Energiefluss im Feuerelement habe ich die Übungen und Abläufe, die besonders für den Perikard-Meridian und den Dreifacher-Erwärmer-Meridian geeignet sind, mit einer kleinen Sonne ¤ gekennzeichnet.

☯ Yoga
für das Element Feuer

Meridianverlauf

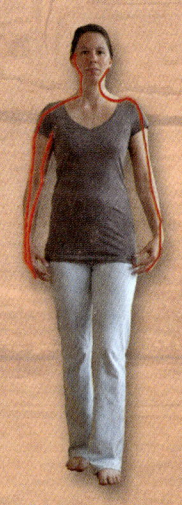

Der Herz-Meridian beginnt im Zentrum der Achselhöhle und erstreckt sich von dort aus über das äußere Drittel der Arminnenseite und den Ellbogen zum kleinen Finger.

Der Dünndarm-Meridian verläuft an der Außenseite des Arms, vom kleinen Finger über den Ellbogen und das Schultergelenk bis zur Mitte des Schulterblattes. Von dort aus erstreckt er sich weiter nach oben und über den seitlichen Nackenstrang und das Jochbein bis zur Mitte des Ohrs.

Der Perikard-Meridian verläuft vom Brustbein zum Ohr und auf der Innenseite des Arms entlang mittig nach unten. Der Dreifacher-Erwärmer-Meridian beginnt am Ringfinger und erstreckt sich über die Außenseite des Arms zum Kopf.

Atem

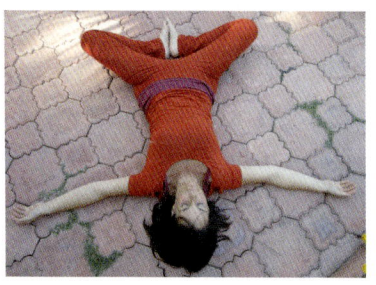

Für die Harmonisierung des Elementes Feuer eignen sich besonders die *Volle Yoga-Atmung* (siehe S. 70) und viele Variationen der *Wechsel-Atmung*, wie z.B. die des *Ruhenden Schmetterlings*.

»Wechsel-Atmung«

Legen Sie sich in eine dieser Haltung Spüren Sie, wie der Atem all Ihre Körperräume ausfüllt. Vertrauen Sie der Weisheit Ihres Atems, er wird dorthin strömen, wo Sie ihn am Notwendigsten brauchen. Beim Einatmen weitet sich der Körper, und beim Ausatmen zentriert sich die Energie nach innen. Genießen Sie dieses freie Strömen Ihrer Atmung solange es Ihnen guttut. Richten Sie dann die Aufmerksamkeit auf Ihre linke Hand, und stellen Sie sich vor, wie warme, leuchtende Energie zu Ihrem Herzen strömt, während Sie einatmen. Wenn Sie ausatmen, strömt sie weiter durch die rechte Schulter in die rechte Hand und wieder zurück zum Herzen, durch die linke Schulter in die linke Hand und wieder zum Herzen. Fahren Sie eine Weile auf diese Weise fort, und lassen Sie dann Ihre Atmung wieder frei fließen. Vielleicht möchten Sie spontan Ihre Hände auf das Herz (oder auf einen anderen Teil Ihres Körpers) legen. Spüren Sie nach, und fahren Sie mit der nächsten Übung fort, wenn Sie sich dafür bereit fühlen.

»Herz-Atmung«

In vielen Yin-Haltungen ist auch die *Herz-Atmung* gut geeignet: Atmen Sie ein, wie in der *Vollen Yoga-Atmung* beschrieben: Bauch, Rippenbogen und Schlüsselbein heben sich. Verströmen Sie beim Ausatmen den Atem im Herzraum. Ich stelle mir gern vor, wie die eingeatmete Lebenskraft in die Meridianwege der oberen Leitbahnen strömen kann, die die Lebenskraft am meisten benötigen.

Sanftes Yoga

☯ Umarmung (mit »OM«)

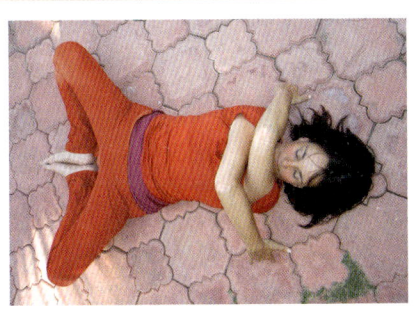

- Finden Sie eine angenehme Position in der Rückenlage, sei es mit aufgestellten oder mit ausgestreckten Beinen. Vielleicht entscheiden Sie sich auch für den *Ruhenden Schmetterling*. Öffnen Sie beide Arme auf Schulterhöhe. Führen Sie sie über Kreuz durch die Luft, bis Ihre Mittelfinger neben den Schultern den Boden berühren. Es wirkt, als würden Sie sich umarmen. Die Ellbogen zeigen Richtung Himmel.

- Mit der nächsten Einatmung öffnen Sie die Arme wieder, und mit der nächsten Ausatmung kreuzen Sie sie wieder, diesmal liegt der andere Arm oben.

- Fahren Sie einige Atemzüge so fort, und sprechen Sie dann mit einer der nächsten Ausatmungen ein »OM«. Fahren Sie mit der Bewegung Ihrer Arme und dem Tönen des »OM« so lange fort, wie Sie Freude daran haben.

Hinweis:
Wenn Ihre Arme zu kurz sind, um den Boden zu erreichen, können Sie Ihre Mittelfinger im unteren Bereich Ihrer Schulterknochen auf dem Körper aufstellen.

☯ Schmetterling und Blüte

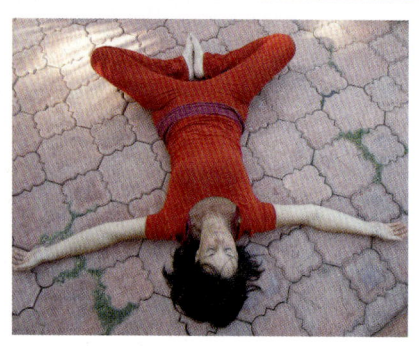

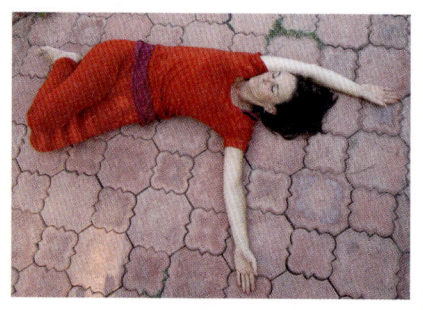

◆ Führen Sie beim Ausatmen aus dem weit geöffneten Schmetterling beide Arme und Knie zusammen. Öffnen Sie sie wieder weit, wenn Sie einatmen. Wiederholen Sie dies einige Male.

◆ Fahren Sie noch ein paar Mal nur mit der Armbewegung fort.

◆ Lassen Sie dann beide Arme weit geöffnet liegen, und klappen Sie beide Knie nach links.

◆ Strecken Sie Ihren rechten Arm nach oben, und spüren Sie, wie Ihr Atem die rechte Körperseite ausfüllt. Lassen Sie den Kopf bequem in der Mitte liegen.

◆ Bringen Sie mit einer Ausatmung den Arm wieder in die waagerechte Position, und klappen Sie die Beine wieder so auf, dass Sie im *Ruhenden Schmetterling* liegen.

◆ Entspannen Sie einige Atemzüge lang, ehe Sie den Zyklus zur anderen Seite üben.

☯ Herzblattfalter

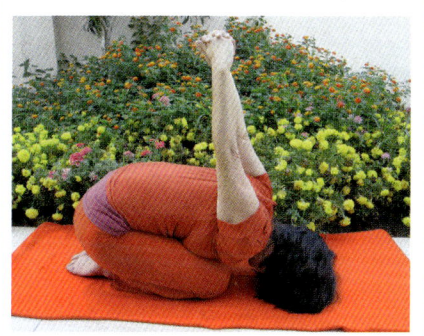

Finger in Richtung des Körpers weisen.

* Wiederholen Sie den gesamten Ablauf noch 1–2 Mal.

☯ Kronleuchter

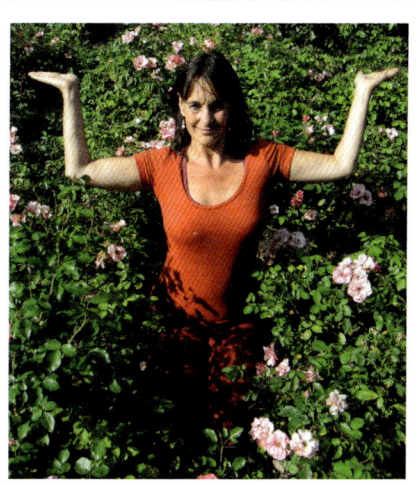

* Beugen Sie sich aus dem Fersensitz so vor, dass Ihre Stirn vor Ihnen den Boden berührt (*Stellung des Kindes*). Verschränken Sie Ihre Hände auf dem unteren Rücken, und strecken Sie die Arme so weit wie möglich nach oben.

* Führen Sie die Hände mit der Einatmung nach oben und mit der Ausatmung nach unten.

* Wenn Sie möchten, verweilen Sie ein paar Atemzüge mit nach oben gestreckten Armen. Entspannen Sie in der *Stellung des Kindes*.

* Rollen Sie sich dann in den *Fersensitz*. Verschränken Sie die Hände hinter dem Rücken, und dehnen Sie die Arme weit vom Körper weg. Drehen Sie wenn möglich die Hände so, dass die Handflächen vom Körper wegzeigen und die kleinen

* Setzen Sie sich in die *Grätsche* oder in den *Fersensitz*. Wählen Sie die Haltung, die für Sie am angenehmsten ist. Sie können wahlweise auch im Stehen üben.

* Öffnen Sie Ihre Arme auf Schulterhöhe, und winkeln Sie die Unterarme nach oben an. Öffnen Sie die Handflächen nach oben. Die kleinen Finger zeigen dabei waagerecht nach vorn. Verweilen Sie 7 Atemzüge lang.

- Drehen Sie sich dann für 3 Atemzüge nach rechts, und behalten Sie die Armkonstellation bei. Kommen Sie zurück in die Mitte, und drehen Sie sich dann für die nächsten 3 Atemzüge nach links. Senken Sie anschließend die Arme, und spüren Sie nach. Wiederholen Sie den Ablauf noch 1–2 Mal.

Hinweis:
Bleiben Sie dabei vor den Knien, damit der untere Rücken lang bleibt.

- Zählen Sie Ihre Atemzüge von 1 bis 7 oder von 1 bis 10, ehe Sie die Arme andersherum kreuzen und noch einmal für die gleiche Zeit verweilen. Wiederholen Sie die Übung zu jeder Seite.

☻ Herzöffnender Zyklus

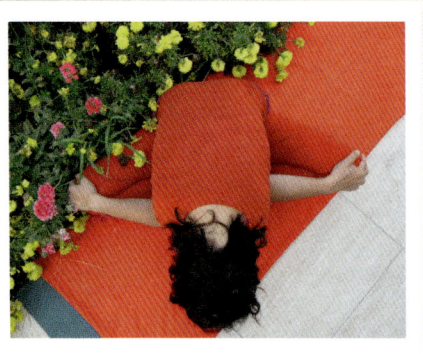

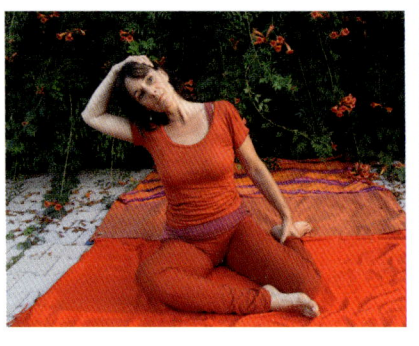

- Setzen Sie sich in den *Schmetterling*: Beide Füße berühren sich und sind nah am Damm. Fassen Sie Ihre Füße oder Knöchel mit den Händen, und bleiben Sie für 3 Atemzüge sehr aufrecht sitzen. Spüren Sie die Länge Ihres Atems aus dem unteren Rücken bis in den Scheitel.

- Überkreuzen Sie Ihre Hände, und legen Sie sie auf die Knie. Halten Sie sie gut fest, und runden Sie den Oberkörper sanft nach vorn.

- Bleiben Sie dann im *Schmetterling* sitzen, und stützen Sie die linke Hand weit neben dem Körper ab. Bleiben Sie dabei auf beiden Pohälften sitzen. Strecken Sie den rechten Arm zuerst weit nach oben und dann am Ohr entlang.

- Gönnen Sie sich 7 Atemzüge, um die Dehnung zu spüren. Kommen Sie dann zurück in die Mitte, und wiederholen Sie die ersten beiden Schritte, ehe Sie zur anderen Seite üben. Entspannen Sie dann in der *Stellung des Kindes*.

◆ Rollen Sie sich in den *Fersensitz*,
und setzen Sie sich daraus nach
rechts ab. Drehen Sie sich nach
rechts (zur offenen Seite).

Hinweis:
Versuchen Sie, beide Pohälften fest
auf dem Boden zu lassen. Gelingt es
nicht, dann legen Sie sich eine gerollte
Decke unter die Seite, die nicht auf
den Boden kommt.

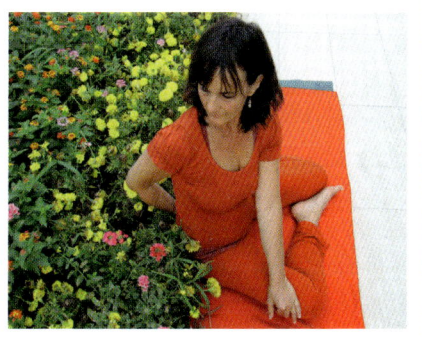

Genießen Sie diese schöne Drehung, und lassen Sie den Atem zuerst
einmal frei fließen. Wenn Sie möchten,
können Sie nach einer Weile die *Volle
Yoga-Atmung* (siehe S. 70) aktivieren:
»Seufzen« Sie den Atem beim Einatmen nach oben, spüren Sie ihn dabei
in der Länge des Rückens. Lassen Sie
den Atem beim Ausatmen wieder
nach innen fließen. Verwenden Sie die
Energie, um aus dem unteren Rücken
heraus noch weiter in die Drehung zu
kommen.

Variante der Energielenkung:

Atmen Sie durch den hinteren
Arm ein, und lassen Sie dem Atem
bis in die Schulter strömen. Lassen
Sie ihn beim Ausatmen über die
Wirbelsäule nach unten fließen.
Atmen Sie dann durch die Wirbel-
säule ein, und lassen Sie den Atem
wieder über die hintere Schulter
nach unten in den Arm strömen.
Wiederholen Sie dies einige Male.

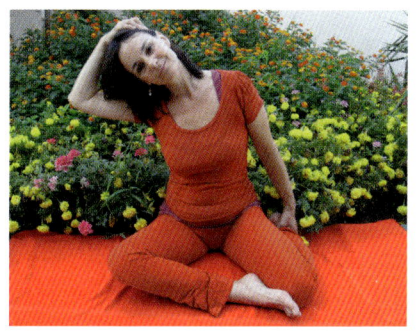

◆ Neigen Sie Ihren Kopf nach rechts,
und legen Sie Ihre Hand auf Ihre
Schläfe. Halten Sie sich dabei mit
der linken Hand am linken Knöchel
fest. Hinweis: Achten Sie darauf, dass
Ihr Brustbein weiterhin nach vorn
aufgedreht bleibt, sodass die Dehnung des seitlichen Nackenstrangs
mit der Öffnung der Brustwirbelsäule übereinstimmt.

- Kommen Sie dann wieder in den *Fersensitz*, und entspannen Sie in der *Stellung des Kindes*, ehe Sie die letzten beiden Punkte mit der anderen Seite üben.

☯ Baby-Fisch

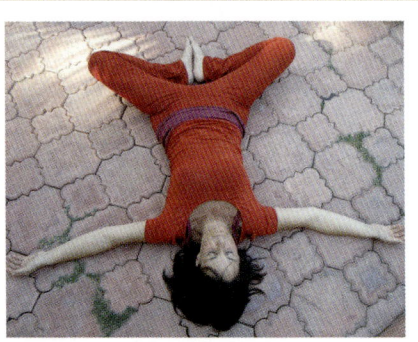

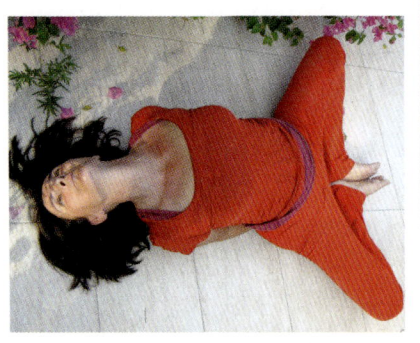

- Kommen Sie in die Haltung des *Ruhenden Schmetterlings* in der Rückenlage. Verschränken Sie beide Daumen, und platzieren Sie sie unter Ihrem Gesäß. Die Handflächen berühren den Boden. Legen Sie sich auf die Handgelenke, und versuchen Sie, die Schultern so eng wie möglich zusammenzubringen, damit sich die Brustwirbelsäule gut öffnet. Verweilen Sie 1–2 Minuten.

Hinweis:
Zunächst kann die Haltung etwas unangenehm für die Handgelenke sein, sie bewirkt aber im Nachhinein eine wunderbare Durchblutung derselben.

- Legen Sie die Arme waagerecht neben den Körper, die Handflächen sind nach oben gerichtet. Lassen Sie den Atem durch die linke Hand in den Körper fließen und über die Schultern ins Herzzentrum. Spüren Sie dort das Licht und die Wärme. Atmen Sie über das rechte Schultergelenk und den rechten Arm in die rechte Hand aus. Atmen Sie nun durch die rechte Hand wieder ein, und fahren Sie wie eben fort.

Yin-Flows

☯ Sphinx und Robbe

Tipp:
Spannen Sie ab und zu die Gesäßmus-
kulatur an — dies hilft besonders, wenn
Ihr unterer Rücken empfindlich ist.

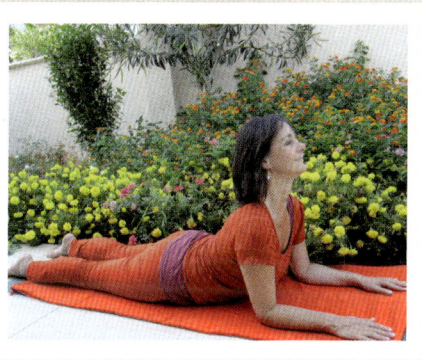

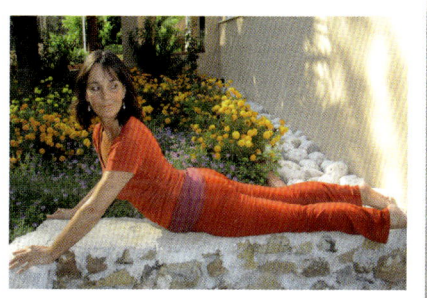

♦ Legen Sie sich entspannt auf den
Bauch, und spüren Sie Ihren Atem.
Rollen Sie Ihre Wirbelsäule langsam
auf (Stirn, Nase, Nacken, Brust-
wirbelsäule), und stützen Sie die
Ellbogen unter die Schultern. Die
Unterarme zeigen nach vorn. Die
Beine liegen locker auseinander
(Sphinx), und Ihre Wirbelsäule kann
baumeln wie eine schläfrige Hän-
gematte.

Hinweis:
Aktivieren Sie die *Volle Yoga-Atmung*
(siehe S. 70) oder die *Shakti-Atmung*
(siehe S. 27). Stellen Sie sich vor, dass
Ihr Brustbein wie eine kleine Sonne
nach vorn strahlt.

♦ Wenn Ihnen die erste Übung
leichtfällt, können Sie mit der
zweiten Stufe fortfahren (Robbe):
Strecken Sie aus der Position der
vorherigen Übung beide Arme
durch. Wenn Sie dabei die Handgelenke etwas nach außen drehen,
können Ihre Schultern wahrscheinlich besser entspannen. Ihre Brustwirbelsäule öffnet sich jetzt noch
weiter. Diese Haltung erinnert an
eine kleine Robbe, die am Strand
liegt.

Hinweis:
Beachten Sie, dass der untere Rücken
in der *Robbe* wesentlich mehr ge-
staucht wird. Wechseln Sie gegebenenfalls zwischen beiden Haltungen, und
lassen Sie den Fokus auf der Öffnung
des Brustbeins.

◆ Verweilen Sie bis zu 3 Minuten
in der Variante, in der Sie sich am
wohlsten fühlen. Vergessen Sie nicht,
den Atem nach oben zu lenken!

☙ Frosch (streckt sich)

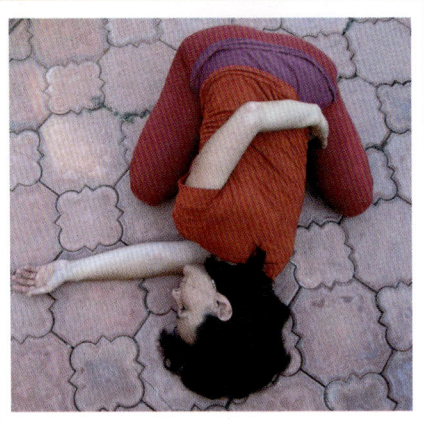

◆ Öffnen Sie aus der *Stellung des Kindes* heraus Ihre Knie sehr weit, und
bringen Sie einen Arm unter Ihrem
Körper hindurch. Strecken Sie den
oberen Arm nach vorn aus, und
entspannen Sie für 1–2 Minuten
in dieser Drehung. Legen Sie dann
den (oberen) Arm entspannt auf den
unteren Rücken, und verweilen Sie
noch einmal für die gleiche Zeit.

Hinweis:
Aktivieren Sie die *Volle Yoga-Atmung*
(siehe S. 70). Sie können sich vorstellen, ins Schlüsselbein einzuatmen und
durch das Schultergelenk in den oberen Arm auszuatmen. Sie unterstützen
damit Drehung.

◆ Entspannen Sie in der *Stellung des
Kindes* (beide Knie sind hier eng
zusammen, und die Arme sind neben dem Körper, sodass die Ellbogen auf dem Boden liegen), ehe Sie
zur anderen Seite üben.

☻ Yin-Krokodil fürs Herz

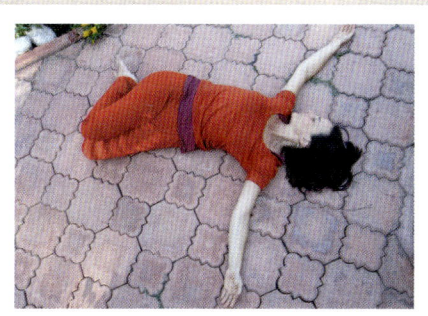

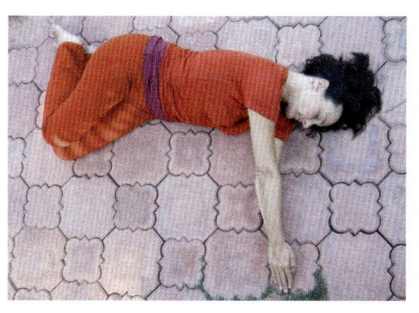

- Beginnen Sie im *Ruhenden Schmetterling*: Die Fußsohlen berühren sich, und Sie halten die Arme auf Schulterhöhe.

- Lassen Sie sich wieder Zeit zu spüren, wie der Atem alle geöffneten Räume Ihres Körpers ausfüllt. Wo spüren Sie ihn am deutlichsten?

- Legen Sie sich auf die linke Seite, sodass die Arme aufeinanderliegen und die Beine ebenso (geschlossene Seitenlage).

- Die Beine bleiben liegen, während Sie beim Einatmen den oberen (rechten) Arm auf Schulterhöhe um Ihren Körper führen, bis der Handrücken den Boden berührt. Bringen Sie ihn beim Ausatmen wieder zurück auf den anderen Arm.

- Wiederholen Sie den Bewegungsablauf 2–3 Mal oder so häufig, wie es Ihnen guttut.

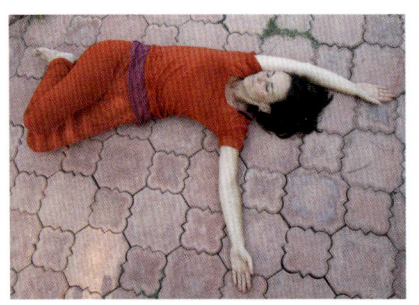

Yang-Flows

☯ Kamel ¤

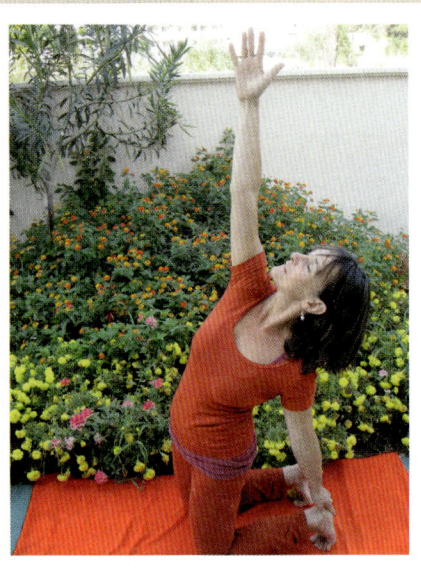

◆ Bleiben Sie auf der geöffneten Seite liegen, und genießen Sie die Drehung der gesamten Wirbelsäule. Führen Sie dann den rechten Arm senkrecht nach oben.

◆ Fühlen Sie, wie Ihr Atem die rechte Körperhälfte ausfüllt? Verweilen Sie ungefähr 2 Minuten, und spielen Sie mit der Wahrnehmung Ihres Atems, ehe Sie zur anderen Seite üben.

Hinweis:
Gut geeignet ist hierfür eine Variante der *Vollen Yoga-Atmung*: Holen Sie den Atem bewusst nach oben, und stellen Sie sich vor, durch den rechten Arm nach oben auszuatmen. Entspannen Sie dann in der *Kuschelhaltung* (beide Beine liegen angewinkelt auf dem Bauch, und die Arme umgreifen sie).

◆ Setzen Sie sich auf die Knie (die Zehen sind dabei aufgestellt). Die linke Hand berührt die linke Ferse. Die rechte Hand wird in die Luft in Richtung des Himmels gestreckt.

◆ Konzentrieren Sie sich auf die Energie, die Ihren oberen Arm weiter nach oben zieht, besonders bei der Einatmung. Und lassen Sie den Arm wieder in die Körpermitte sinken, wenn Sie ausatmen. (Dabei bleibt der Arm gestreckt, es handelt sich hier um eine minimale Bewegung

im Schultergelenk, die wahrscheinlich den Fluss der Gelenkschmiere
aktiviert.)

Hinweis:
Die Arme befinden sich in einer diagonalen Linie.

* Spannen Sie Ihre Gesäßmuskulatur
  leicht an – so kann Ihr Becken nicht
  nach hinten kippen. Richten Sie
  den Blick nach oben, und aktivieren
  Sie die *Volle Yoga-Atmung* – beim
  Einatmen den Atem bis unter das
  Schlüsselbein hochholen, beim Ausatmen in die Körpermitte zurück-
  fließen lassen.

Variation der Energielenkung:

Sie können sich auch vorstellen, in
den oberen Arm auszuatmen.

* Für Geübte: Verwenden Sie die
  Shakti-Atmung mit *Mula-Bandha
  (siehe S. 27)*!

Hinweis:
Das *Kamel* eignet sich ebenfalls zur
Aktivierung des Lungen-Chi.

☯ Wind

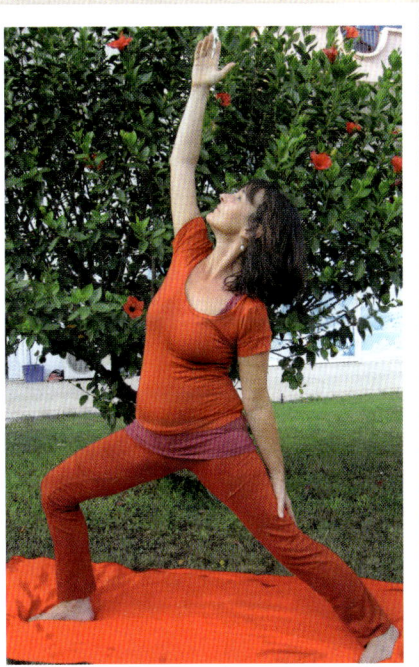

* Der rechte Fuß zeigt nach vorn,
  und das Kniegelenk befindet sich
  im rechten Winkel zum Boden – es
  ragt nicht über den Knöchel hinaus.
  Das hintere Bein ist, so gut es geht,
  gestreckt. Der hintere Fuß ist leicht
  nach innen gedreht.

* Neigen Sie den Oberkörper leicht
  zum hinteren Fuß, die Arme halten
  Sie dabei waagerecht. Die untere
  Hälfte des Körpers bleibt stabil.

Hinweis:
Lassen Sie den Atem bei dieser Übung frei fließen, und spüren Sie, wie sich Ihre Atemräume durch die Bewegung füllen.

☯ Stehende Kuh ¤

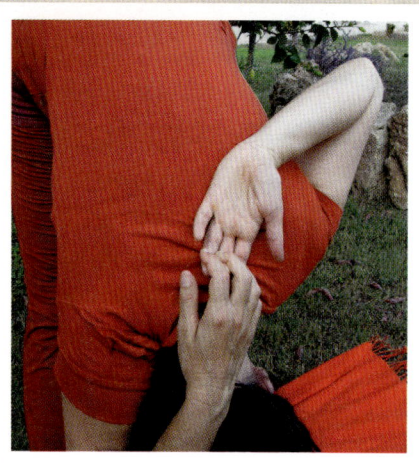

◆ Bringen Sie den rechten Arm so weit es geht zur Zimmerdecke, und beugen Sie die Ellbeuge nach hinten (als ob Sie sich am Rücken kraulen wollten). Versuchen Sie, mit der linken Hand hinter dem Rücken die rechte Hand zu fassen.

Hinweis:
Verwenden Sie ein Tuch oder etwas Ähnliches, wenn Ihre Hände noch nicht aneinander kommen.

◆ Verweilen Sie für 7 Atemzüge, und bringen Sie beim Ausatmen den rechten Ellbogen zum linken Knie. Kommen Sie beim Einatmen wieder nach oben. Wiederholen Sie dies 3 Mal, und verweilen Sie dann für 3–7 Atemzüge. Üben Sie dann zur anderen Seite.

Hinweis:
Wenn Ihre Schultern sich dabei nicht wohlfühlen, können Sie stattdessen die *Halbe Kuh* ausprobieren:

Variation Halbe Kuh:

Legen Sie den rechten Arm auf das linke Schulterblatt, so, wie oben beschrieben. Lassen Sie dieses Mal den anderen Arm einfach nach unten baumeln. Führen Sie, wenn Sie ausatmen, den rechten Ellbogen zum linken Knie, und kommen Sie wieder nach oben, während sie einatmen. Wiederholen Sie die Übung 3 Mal dynamisch, und verweilen Sie beim letzten Mal für 3–7 Atemzüge, ehe Sie zur anderen Seite üben.

❧ Adler

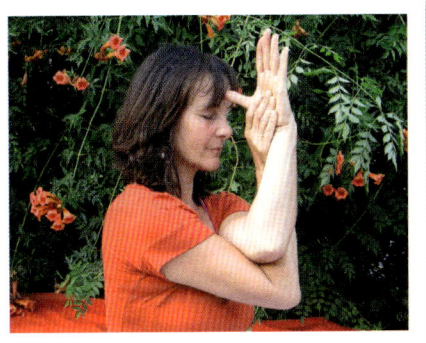

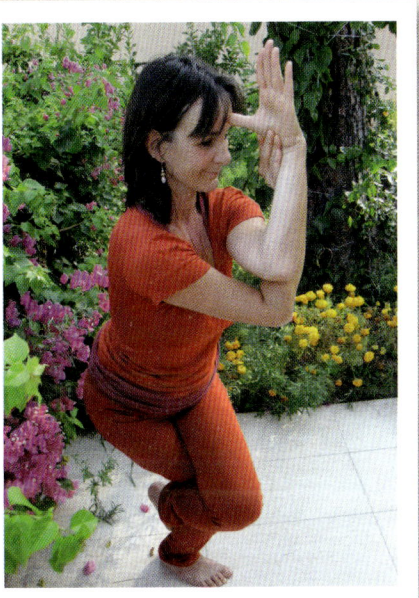

◆ Bringen Sie Ihre Arme in die Position des *Adlers* – verschränken Sie die
Arme dafür so, wie Sie es auf dem
Bild sehen. Der obere Daumen liegt
an der Stirn.

Hinweis:
Bleiben Sie in den Knien entspannt.

◆ Halten Sie Ihren Körper in Balance, und führen Sie Ihre Adlerarme
für je 3 Atemzüge nach rechts und
nach links. Beim Ausatmen gehen
die Arme zur Seite, beim Einatmen
liegt der Daumen wieder auf der
Stirn (Drittes Auge). Wiederholen
Sie die Übung noch 1–2 Mal.

◆ Verschränken Sie das rechte Knie
mit dem Standbein. Beugen Sie das
Standknie dabei etwas. Verweilen Sie
für einige Atemzüge.

Variante für Geübte:

Beugen Sie den Oberkörper beim
Ausatmen in die Waagerechte, und
richten Sie ihn mit der Einatmung
wieder auf. Kommen Sie in einen
neutralen Stand, und spüren Sie
Ihren Atem und die Empfindungen in Ihrem Herzraum.

Hinweis:

Spüren Sie Ihren Atem, und fühlen
Sie, wie Ihre Beine sich anfühlen.
Wenn Ihr Atem ruhiger ist, ist es an
der Zeit, den Ablauf mit dem anderen
Bein als Standbein zu üben.

☯ Mühle

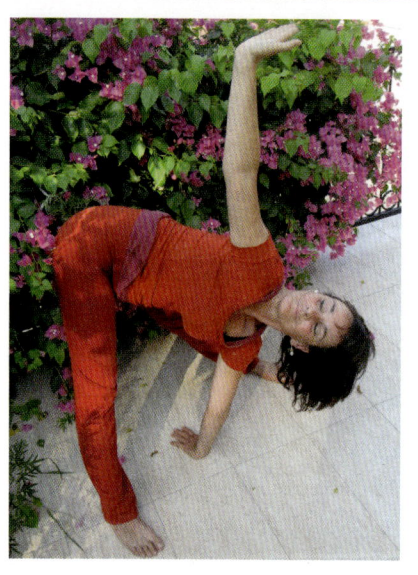

◆ Grätschen Sie beide Beine, und
führen Sie eine Hand Richtung
Boden, während Sie die andere zur
Zimmerdecke strecken. Achten Sie
auf eine gerade Linie der Arme
(vom Himmel zur Erde). Dehnen
Sie die Handgelenke, indem die
Handflächen nach oben bzw. unten
zeigen (als ob Sie eine Tür aufstemmen wollten).

Tipp:

Wenn Sie den Boden nicht berühren
können, legen Sie einen Klotz unter
die untere Hand.

◆ Stellen Sie sich vor, wie Ihr Atem in
die obere Hand einströmt und bis
in den Raum Ihres Herzens fließt.
Atmen Sie durch die untere Hand
aus. Atmen Sie dann durch diese
Hand wieder ein, bis in den Raum
Ihres Herzens, und atmen Sie durch
die obere Hand aus. Ihr Kopf folgt
der Atembewegung.

☯ Großes X ☼

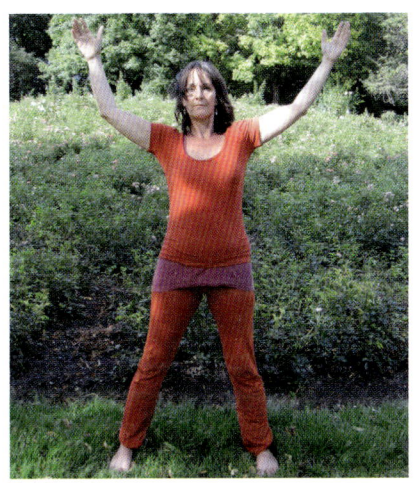

oben nach unten, beim Ausatmen steigt sie von unten nach oben auf. Verharren Sie einige Atemzüge in dieser Vorstellung. Lassen Sie anschließend Ihren Oberkörper nach vorn *ausbaumeln*.

☯ Windmühlenzyklus ☼

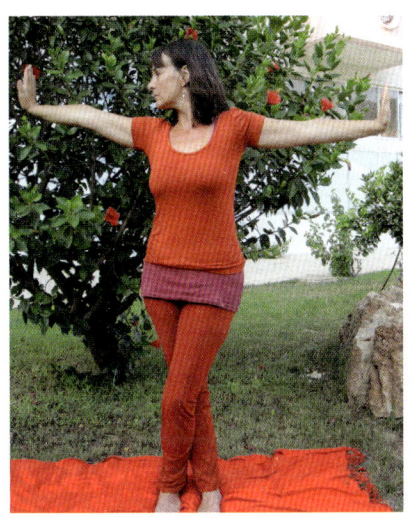

• Strecken Sie beide Arme nach oben, sodass Sie aussehen wie ein *Großes X*. (Ihre Beine sind gegrätscht.) Lassen Sie die Arme gestreckt, und versuchen Sie, die Schultern zu entspannen.

• **Reinigung (immer noch im X)**
Stellen Sie sich vor, wie das Licht der Sonne durch Ihre Fingerspitzen und Ihren Scheitel einströmt und bis in die Füße fließt. Fühlen Sie dann die Kraft der Erde, die durch Ihre Fußsohlen in den Körper eintritt und nach oben strömt, bis in die Fingerspitzen und den Scheitel. Beim Einatmen durchströmt die Energie Sie von

• Kreuzen Sie das linke Bein vor das rechte, und lassen Sie sich nach vorn *ausbaumeln* (ohne Bild). Spüren Sie die Dehnung im unteren Rücken und im rückwärtigen Bein? Verweilen Sie einige Atemzüge. Rollen Sie sich dann Wirbel für Wirbel nach oben. Ihre Hände treffen sich über dem Kopf.

- Öffnen Sie mit einer Ausatmung beide Arme zur Seite, sodass sie eine waagerechte Linie bilden. Aktivieren Sie mit der nächsten Einatmung die Kraft in den Armen, als ob Sie an beiden Seiten eine Tür aufstemmen wollten.

- Drehen Sie dann Ihre Wirbelsäule nach rechts, und verweilen Sie für 3 Atemzüge. Aktivieren Sie die *Volle Yoga-Atmung* (siehe S. 70).

- Kommen Sie wieder in die Mitte, drehen Sie sich nach links, und verweilen Sie hier ebenfalls 3 Atemzüge. Senken Sie beim Ausatmen beide Arme. Gehen Sie in den hüftbreiten Stand, und gönnen Sie sich einige Atemzüge des Nachspürens, ehe Sie den Ablauf mit andersherum gekreuzten Beinen wiederholen.

Chi-Haltungen

☙ Bärenherz

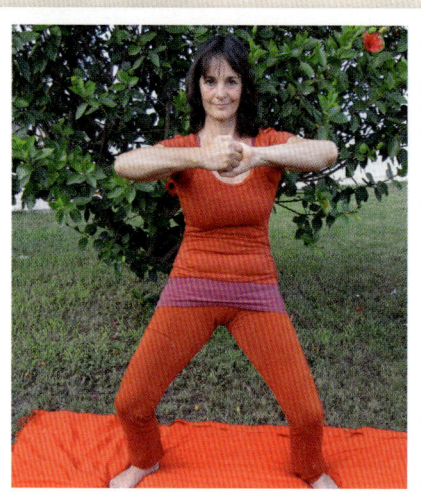

- Die Füße stehen etwas breiter geöffnet als hüftbreit. Sinken Sie so tief wie möglich in die Knie. Bringen Sie die Hände in den Bärengriff (siehe Bild), und schieben Sie beide Ellbogen weit vom Körper weg. Lassen Sie die Hände dabei nicht los. Verweilen Sie für 1–2 Minuten, und wechseln Sie dann die Position der Hände, verweilen Sie für dieselbe Zeit.

Hinweis:
Ziehen Sie das Gewicht auf die äußeren Fußkanten, und ziehen Sie die Fäuste voneinander weg. Sie aktivieren so die Kraft Ihre Arme!

☯ Feuergöttin (für Geübte)

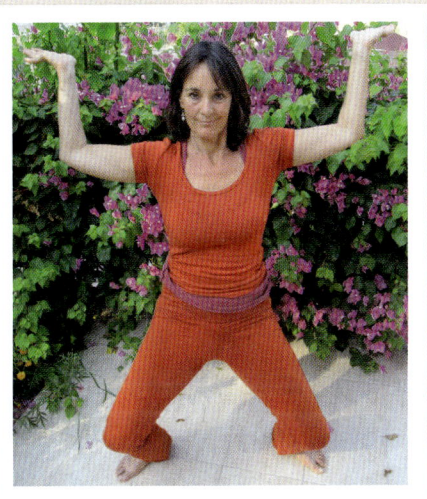
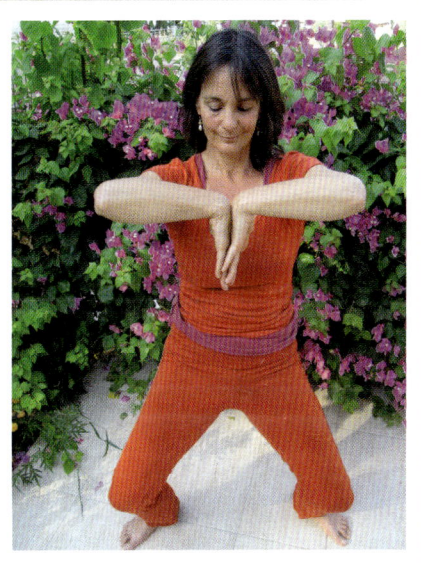

- Kommen Sie in die Haltung der
  Göttin: Die Füße stehen etwas mehr
  als hüftbreit auseinander. Sinken Sie
  so tief wie möglich in die Knie.

- Öffnen Sie beide Arme waagerecht,
  und winkeln Sie sie im rechten
  Winkel an. Drehen Sie die Hände
  dann so, dass die kleinen Finger
  nach außen und die Handflächen
  nach oben zeigen. Verweilen Sie
  etwa für 1 Minute.

- Bringen Sie aus der obigen
  Position die Hände zusammen,
  sodass sich die kleinen Finger
  berühren und die Handflächen
  nach oben zeigen (als ob Sie mit
  Ihren Händen Energie auf-
  fangen wollten). Verweilen Sie
  wieder 1 Minute.

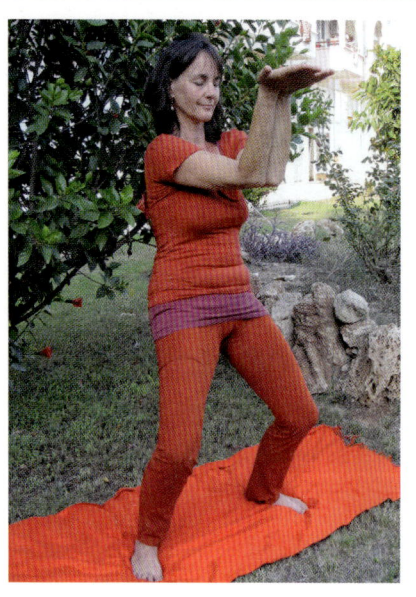

Meditation

»Lotosblüte mit So'Ham«

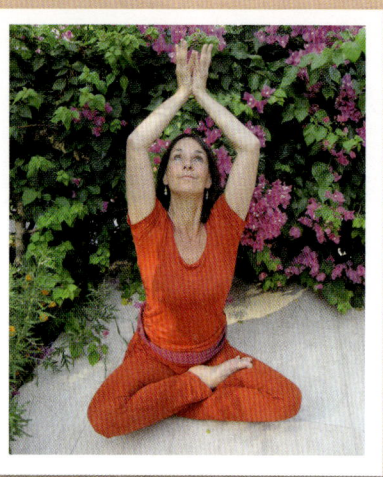

◆ Drehen Sie dann die Handgelenke so, dass sich die Handrücken berühren, und öffnen Sie die Arme wieder. Sie sind nun wieder in der Ausgangsposition. Verweilen Sie hier noch einmal für 1 Minute.

Bringen Sie im Sitzen Ihre Hände ins *Lotos-Mudra*: Daumen und kleiner Finger berühren sich, Ihre Hände formen einen Blütenkelch. Mit der Einatmung öffnen sich Ihre Finger, und mit der Ausatmung berühren sich die Fingerkuppen leicht. Führen Sie beim Einatmen die »Blüte« auf Stirnhöhe, während Sie die Finger leicht öffnen, und bringen Sie beim Ausatmen die »Blüte« zurück zu Ihrem Zentrum, dem Herzen, wo sie sich wieder schließt. Sagen Sie beim Einatmen innerlich »So« und beim Ausatmen »Ham«. Wiederholen Sie dies die nächsten 3–5

Minuten, und lassen Sie dann die Hände vor Ihrem Herzzentrum, wo Sie sich auf Ihren Atem konzentrieren.

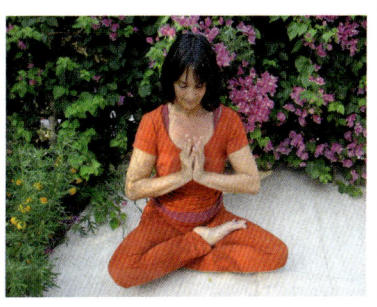

Lassen Sie das »So'Ham« etwa 3–7 Minuten lautlos in sich weiterschwingen. Hören Sie dem Rhythmus Ihres Atems zu, der umgeben ist von Stille.

»Kleiner Herzöffner«

Diese Übung habe ich im Kundalini-Yoga entdeckt: Formen Sie Ihre Lippen so, als ob Sie pfeifen wollten, und atmen Sie ein. Tönen Sie bei der Ausatmung ein »laaaah«. Wiederholen Sie dies 1 Minute. Beobachten Sie, wie diese kleine Übung auf Ihr Herz und Ihre Emotionen wirkt.

Entspannung

»Berührung«

Auch diese Übung habe ich im Kundalini-Yoga gefunden: Legen Sie sich in der Rückenlage auf den Boden, sodass Sie sich wohlfühlen und entspannt liegen. Heben Sie Ihre rechte Hand, und küssen Sie sanft Ihre Handfläche. Legen Sie sie nun wieder ab. Heben Sie jetzt Ihre linke Hand, küssen Sie Ihre Handfläche, und legen Sie auch diese wieder ab. Fahren Sie damit noch einige Male fort, und lassen Sie dann Ihre Hände entspannt neben Ihrem Körper liegen. Lächeln Sie in Ihr Herz, und spüren Sie die Leichtigkeit und Freude darin. Wenn Sie möchten, können Sie beide Hände auf Ihr Herz legen und spüren, wie es schlägt und wie Ihr Atem kommt und wieder geht.

»Entspannung im Großen X« ¤

Legen Sie sich auf den Boden, und öffnen Sie Arme und Beine so weit, dass Sie aussehen wie ein *Großes X*. Atmen Sie durch die linke Hand bis zum Herzzentrum (einem Punkt am unteren Ende des Brustbeins) ein und dann über den rechten Fuß hinunter aus. Atmen Sie durch den rechten Fuß bis zum Herzzentrum ein und dann durch die linke Hand aus. Fahren Sie für einige Atemzüge damit fort.

Widmen Sie Ihre Aufmerksamkeit dann der rechten Hand: Atmen Sie durch die rechte Hand bis zum Herzzentrum ein, und atmen Sie durch den linken Fuß aus. Atmen Sie durch den linken Fuß bis zum Herzzentrum ein und durch die rechte Hand aus. Fahren Sie für einige Atemzüge damit fort.

Wenden Sie Ihre Aufmerksamkeit wieder der linken Hand zu, und atmen Sie bis zum Herzzentrum ein und in den rechten Fuß aus. Nun ist der linke Fuß dran … Fahren Sie für 5–10 Minuten in dieser Reihenfolge fort.

Wenn Sie merken, dass Ihre Konzentration nachlässt, reiben Sie beide Hände kräftig aneinander, und legen Sie sie auf das Becken. Atmen Sie tief in den Bauch, damit Sie sich wieder gut erden. Wenden Sie sich langsam wieder der Außenwelt zu.

	EA	AA	
1	Hand li	Fuß rechts	↓
	Fuß re	Hand li	↖
2	Hand re	Fuß li	↙
	Fuß li	Hand re	↗
	Hand li	Fuß re	↓ ↗
	Fuß li	Hand re	

Übungsindex für das Element Feuer

Das Element Erde

5. Juni–21. August

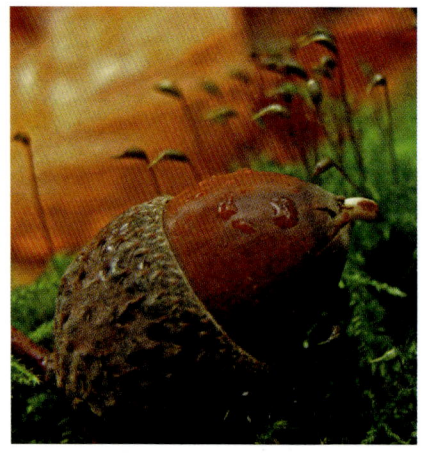

Wärme, Kraft und Zufriedenheit wachsen durch Erdberührung

Das Element Erde zeigt sich durch die Kraft des Spätsommers (»Indian Summer«), in dem die Blätter an den Bäumen in bunten Farben leuchten und die Sonne noch einmal ihre Strahlen zeigt. Es ist eine Zeit der Fülle und der Ernte, eine Zeit, die Sicherheit und Frieden vermittelt und darüber hinaus eine Zeit der Zufriedenheit, in der wir Kraft sammeln im Hinblick auf die Energie, die bald wieder eine neue Richtung einschlagen wird.

Für die Chinesen ist die Erde ein zentrales Element, das in allen anderen Elementen enthalten ist. Sie ist eine Art »Zwischenraum«, der die Elemente ineinander überleitet. Die Erde ist ohne Grenzen, und sie liefert uns Nahrung und gewährt uns Schutz. Wenn ich an die Qualitäten des Elementes Erde denke, sehe ich Kornfelder vor mir, frisch gepflügte Äcker, Sonnenblumenfelder oder einen goldgelben Laubwald, auf den die frühherbstliche bzw. spätsommerliche Sonne fällt. Es ist eine Zeit des Abschieds und des Neubeginns.

Mit dem Element Erde ist der Funktionskreis von Milz und Magen verbunden. Milz und Magen sind die Organe, die am meisten durch die aufgenommene Nahrung beeinflusst werden. Dazu gehört auch psychischsoziale »Nahrung«, in Form der Menschen und der Lebensumstände, die uns umgeben. Wenn das Milz- und das Magen-Chi ausgewogen sind, fühlen wir uns mit uns und unserer Umgebung in Harmonie. Wir fühlen uns reich, geerdet, sinnlich und in unserer Mitte ruhend. Die Milz steht für unsere Fähigkeit, angemessen auf äußere Reize zu reagieren. Im Idealfall leben wir unsere Beziehungen aus einem Zustand der inneren Zufriedenheit heraus – wir sind dann entspannt und zufrieden mit uns und der Welt, egal wie sie sich gestaltet. Deshalb ist es aus Sicht der TCM wichtig, dass wir immer wieder »unsere Mitte stärken«, und das ist u.a. auch durch die hier im Praxisteil vorgeschlagenen Übungsreihen möglich.

Die Milzenergie hält die Körperflüssigkeiten in ihren Bahnen und
die inneren Organe an ihrem Platz.
Außerdem steht sie in Zusammenhang
mit dem hormonellen Zyklus der
Frau und aktiviert darüber hinaus das
Immunsystem. Sie ist verbunden mit
unserem Tastsinn, der Speichelsekreti-
on und somit mit dem Mund.

Wenn das Milz-Chi stagniert, fühlen
wir uns nicht mehr im Gleichgewicht,
wir beginnen nachzudenken, werden
schwach und lethargisch. Dadurch
geraten unsere Rhythmen in Bezug
auf unseren Schlaf, unseren Atem und
unser Denken, durcheinander, und wir
fühlen uns nicht mehr richtig geerdet.
Probleme mit der Verdauung können
die Folge eines stagnierenden Milz-
Chi sein. Auch wenn jemand zu dünn
oder zu dick ist, kann das ein körperliches Anzeichen für einen schwachen
Energiefluss im Element Erde sein.

Anatomische Eigenschaften aus westlicher Sicht

Die **Milz** ist ein Verdauungsorgan
sowie ein Blutreservoir, das den
Körper in Notfällen mit Blut
versorgt. Sie ist ungefähr so groß
wie eine menschliche Faust – also
etwa so groß wie das Herz. Die
Milz liegt links hinter dem Magen,
unterhalb des Zwerchfells, und
produziert Lymphozyten, die alte
rote Blutzellen zerstören bzw.
wiederverwerten. In der Milz
befinden sich auch die weißen
Blutkörperchen, die Infekte (des
Körpers) abwehren.

Der **Magen** ist links unter dem
Zwerchfell. Er ist das Hauptorgan
für die Verdauung, denn er erhält
die Nahrung und beginnt, sie
aufzuschlüsseln. Die brauchba-
ren Nährstoffe werden zur Milz
geschickt, die unreinen Anteile
hingegen zum Dünndarm, in dem
sie gefiltert und aufgeschlüsselt
werden. Normalerweise bleibt die
Nahrung drei bis vier Stunden
im Magen, bevor sie weitertrans-
portiert wird. Der Magen erfüllt
damit eine der wertvollsten aller
Funktionen, denn er produziert
Energie für den ganzen Körper.

Astrologische Eigenschaften

Der Milz- und der Magenenergie entsprechen das Wurzel-Chakra
(»Muladhara«) und das Sonnengeflecht
(»Manipura«, die »Stadt der Juwelen«).
Auch hier lassen sich aus Sicht der
westlichen Astrologie zwei Planeten
zuordnen: der Saturn aufgrund seiner
Zugehörigkeit zum Element Erde und
die Sonne, weil sie die Verdauungs-
energie aktiviert. Dem Saturn wird
das Sternzeichen des Steinbocks und
der Wochentag Samstag zugeordnet.
Die Sonne ist in der Chakren-Lehre
mit dem Sonnengeflecht verbunden,
das sich in der Nähe der Bauchspei-
cheldrüse befindet. Als Wochentag ist
ihr der Sonntag zugeordnet.

Am liebsten mag ich die Übungen für die Milz nach dem Eisprung,
also in der zweiten Zyklushälfte. Das
entspricht der Zeit des abnehmenden
Mondes (der dann immer noch recht
voll ist). Die kräftigen und doch ruhigen Übungen zentrieren mich, sodass
ich empfindsam bleibe und gleichzeitig in meiner Mitte ruhe.

☯ Yoga
für das Element Erde

Meridianverlauf

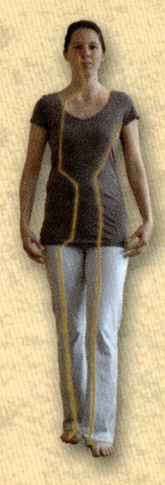

Der Milz-Meridian beginnt an der
großen Zehe und läuft über den
Innenknöchel zur Innenseite des
Unterschenkels. Am Oberschenkel
verläuft er in einer leicht diagonal ansteigenden Linie zur Leiste
– ganz in der Nähe des Leber-
Meridians. Über Bauch und Brust
erstreckt er sich bis zum untersten
Punkt der Lunge und in einem
großen Bogen zu seinem Endpunkt in der Achselhöhle.

Der Magen-Meridian beginnt
an der Nase und verläuft über das
Zwerchfell, die Vorderseite des
Rumpfs und die Mittelseite des
Beins bis zur zweiten Zehe.

Atem

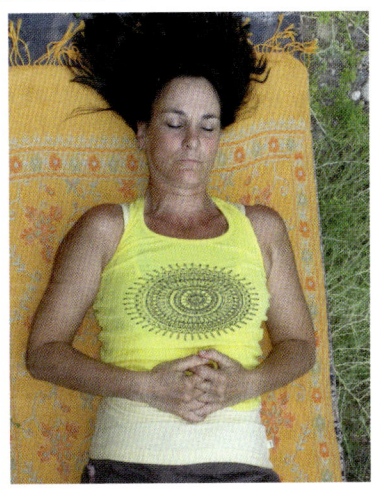

»Aktive Bauch-Atmung«

Legen Sie die Hände etwas
oberhalb des Bauchnabels ab,
und spüren Sie Ihren natürlichen
Atemfluss. Verhaken Sie dann die
Finger ineinander, aber so, dass die
Fingerspitzen nach innen zeigen.
Ziehen Sie beim Ausatmen die
Bauchdecke aktiv nach innen,
und lassen Sie sie beim Einatmen
entspannt nach oben steigen. Beim
Ausatmen verdichtet sich Licht in
der Körpermitte, sodass es sich bei
der Einatmung wieder frei ver-
strömt.

Tipp:
Innerhalb der Yin–Haltungen ist in
diesem Element auch die *Hara-
Atmung* (siehe S. 48) geeignet.

Sanftes Yoga

☯ Swastika

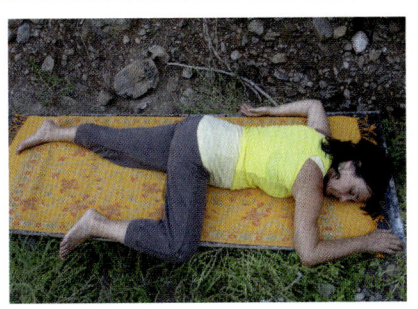

- ◆ Entspannen Sie auf dem Bauch in
  der *Swastika*: Der rechte Arm liegt
  neben dem Kopf auf dem Boden
  und ist nach oben angewinkelt, der
  linke Arm liegt hinter dem Körper
  und ist nach unten angewinkelt.
  Das rechte Bein wird gebeugt und
  bis zur Hüfte hochgezogen. Spüren
  Sie den Kontakt Ihres Körpers zum
  Boden.

☾ Mondschiff

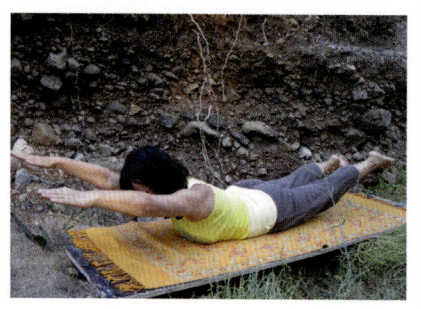

- Legen Sie sich auf den Bauch, und gönnen Sie sich Zeit, Ihren Atem zu spüren. Beim Einatmen drückt sich Ihr Bauch gegen den Boden, beim Ausatmen zieht er sich wieder nach innen in die Körpermitte.

- Legen Sie die Arme ausgestreckt nach oben auf den Boden. Heben Sie sie gemeinsam mit den Beinen bei der nächsten Einatmung an. (*Mondschiff*)

Hinweis:

Es geht nicht darum, die Beine besonders hoch zu heben – es soll vielmehr das Gefühl entstehen, dass Sie beide Beine nach hinten strecken und aus diesem Gefühl der Länge heraus leicht anheben.

Tipp:

Spannen Sie das Gesäß ein wenig an, damit der untere Rücken geschützt bleibt.

- Atmen Sie ein, und öffnen Sie dabei Ihre Arme weit zur Seite. Strecken Sie sie während der Ausatmung aus, sodass sie neben den Ohren liegen. Bei der nächsten Einatmung öffnen Sie Ihre Arme wieder seitlich und bringen sie während der nächsten Ausatmung nach unten. Wiederholen Sie die Übung 3 Mal, und verweilen Sie dann in jeder der Positionen bis zu 5 Atemzüge lang.

- Entspannen Sie wieder in der Swastika – dieses Mal mit umgekehrter Arm- und Beinkonstellation.

- Strecken Sie in der Bauchlage den rechten Arm und das linke Bein weit auseinander, und heben Sie sie an. Halten Sie den Kopf in der Verlängerung zur Wirbelsäule.

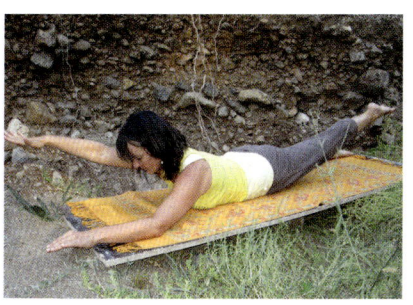

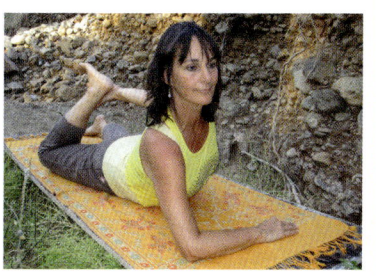

◆ Üben Sie dies einige Male dynamisch. (Beim Ausatmen gehen Sie in die Streckung und heben Ihren Arm und Ihr Bein an, und beim Einatmen legen Sie sie wieder ab.) Verweilen Sie dann für 5 Atemzüge in der Streckung. Entspannen Sie anschließend in der Bauchlage, ehe Sie die Übung mit der jeweils anderen Seite der Arme und Beine wiederholen.

*Variante für Geübte
mit gesundem Rücken:*

Verweilen Sie für 3 Atemzüge in der diagonalen Streckung auf dem Bauch. Stützen Sie den rechten Ellbogen vor sich auf dem Boden ab, und fassen Sie mit der linken Hand den rechten Fuß (Sie erinnern nun an einen halben Bogen). Halten Sie dabei den Fuß geflext, d.h., der Fuß ist gestreckt, und die Zehen zeigen Richtung Boden.

Dehnen Sie das Schienbein dann leicht, indem Sie es vom Körper wegdrücken.

Strecken Sie nun den linken Arm nach vorn aus, fassen Sie mit der rechten Hand den linken Fuß, und verweilen Sie in dieser Haltung.

Wenn Sie möchten, können Sie jetzt den Fuß mit beiden Händen fassen und noch einmal das Schienbein vom Körper wegdehnen. Entspannen Sie gut in der Bauchlage, ehe Sie den Ablauf mit der zweiten Seite üben.

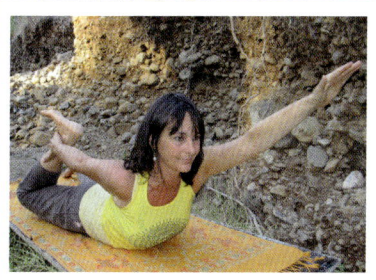

◆ Entspannen Sie nach dem gesamten Ablauf ausführlich in der *Stellung des Kindes*: aus dem Fersensitz heraus den Oberkörper zum Boden beugen und die Hände unter die Stirn legen.

☯ Kind und Yoga-Mudra

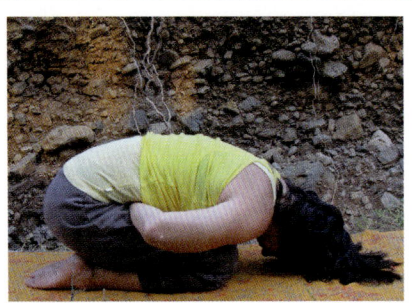

◆ Führen Sie in der *Stellung des Kindes* beide Fäuste zwischen Ihren Bauch und Ihre Oberschenkel. Bleiben Sie darauf liegen, atmen Sie normal, und verweilen Sie solange Sie sich wohlfühlen.

Tipp:

Sie können eine gerollte Decke oder ein Kissen unter die Stirn legen, wenn sie den Boden noch nicht berührt, während sich Ihr Gesäß auf den Fersen befindet.

☯ Schere

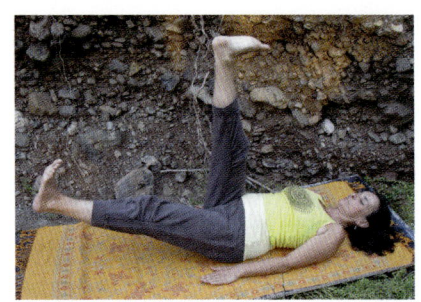

◆ Winkeln Sie in der Rückenlage das rechte Bein an, und drücken Sie es fest an den Bauch. Das linke Bein liegt durchgestreckt auf dem Boden. Verweilen Sie einige Atemzüge.

◆ Heben Sie nun das rechte Bein hoch, und dehnen Sie beim Einatmen das linke Bein, indem Sie es am Boden nach unten »wegschieben«.

Hinweis:

Versuchen Sie, beide Beine so gerade wie möglich zu halten. Wenn es Ihnen schwerfällt, können Sie die Hände hinter dem gestreckten Bein verschränken.

◆ Heben Sie mit einer der nächsten
  Ausatmungen das untere Bein etwa
  30 cm vom Boden ab, und verweilen
  Sie bis zu 7 Atemzüge lang.

◆ Winkeln Sie dann das rechte Bein
  wieder an, sodass es auf dem Bauch
  liegt, und verweilen Sie für einige
  Atemzüge.

◆ Entspannen Sie in der *Zentrierenden Haltung,* und wiederholen Sie
  danach die Übung andersherum.

☻ Kleine Kraftkugel

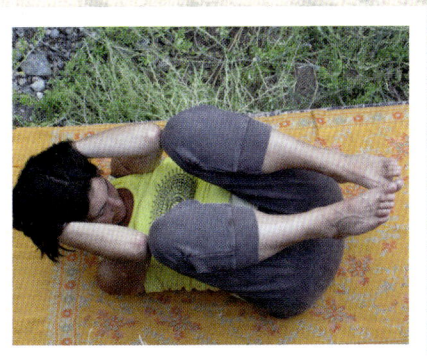

◆ Verschränken Sie in der Rückenlage
  beide Hände hinter dem Kopf, und
  neigen Sie den Kopf nach oben, sodass Ihr Kinn Ihr Brustbein berührt.
  Ziehen Sie gleichzeitig Ihre Beine
  zum Bauch (*Kleine Kraftkugel,* siehe
  S. 52). Es wirkt, als wollten Ihre Ellbogen Ihre Knie berühren. Verweilen
  Sie für 3 Atemzüge, und strecken Sie
  dann die Beine in die Luft. Senken
  Sie die gestreckten Beine, bis sie
  wieder den Boden berühren (oder
  für Geübte: bis die Beine 10 cm
  oberhalb des Bodens sind). Ziehen
  Sie die Beine am Boden entlang
  wieder zum Körper, bis Sie wieder
  in der *Kleinen Kraftkugel* sind (das
  Kinn strebt weiter Richtung Brustbein). Wiederholen Sie die Übung 7
  Mal, und entspannen Sie dann mit
  aufgestellten Beinen in der Rückenlage, ehe Sie sie noch 1–2 Mal
  wiederholen.

Yin-Flows

☯ Drachenmond

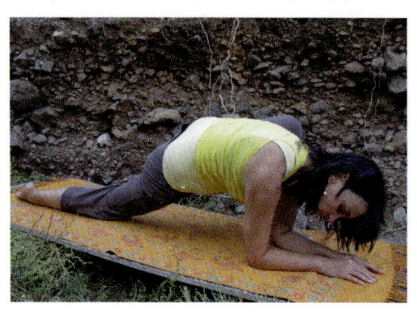

- Stellen Sie aus dem Vierfüßlerstand einen Ihrer Füße zwischen Ihre Hände. Verlagern Sie Ihr Gewicht auf den vorderen Fuß, und versuchen Sie, zu entspannen. Legen Sie beide Hände auf die Innenseite des vorderen Fußes, und versuchen Sie, mit Ihren Ellbogen den Boden zu berühren, oder nähern Sie sich ihm soweit es Ihnen möglich ist.

- Verweilen Sie nach (Ihren) Möglichkeit(en) bis zu 3 Minuten in dieser Haltung. Nehmen Sie aus dieser Position heraus die *Stellung des Kindes* oder die des *Hunde*s ein, ehe Sie die Übung mit der anderen Seite wiederholen.

☯ Diamantgrätsche

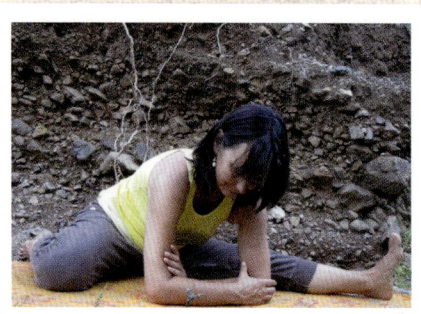

- Lehnen Sie sich möglichst bequem mit dem Rücken an eine Wand an, sodass dieser dadurch gut abgestützt wird. Grätschen Sie nun Ihre Beine, und lassen Sie den Oberkörper so weit wie möglich nach vorn sinken. Beginnen Sie dabei am besten mit einer kleinen Pendelbewegung, und stützen Sie sich dann mit den Händen am Boden ab. Entspannen Sie, und dehnen Sie sich, indem Sie Ihre Ellbogen Richtung Boden schieben. (Der Rücken darf sich hier runden!)

Hinweis:

Sie können die Beine auch leicht angewinkelt lassen und eine Decke unter Ihr Gesäß legen! Es ist nicht wichtig, wie weit Sie nach vorn kommen!

◆ Setzen Sie sich nun auf den Boden, und winkeln Sie ein Bein nach hinten an (*Halber Diamant*). Verweilen Sie für 7 Atemzüge im aufrechten Sitz.

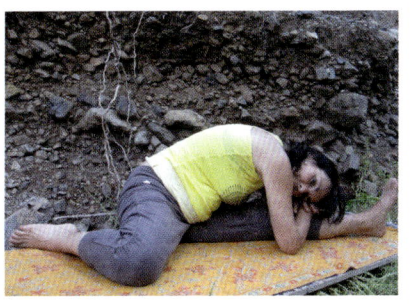

Hinweis:

Versuchen Sie, mit Ihrem Gesäß auf dem Boden zu bleiben.

Dehnen Sie sich nun behutsam über die Mitte nach vorn.

◆ Verweilen Sie 7 Atemzüge lang, und lehnen Sie sich dann über das gestreckte Bein zu Ihrem Fuß. Versuchen Sie, in dieser Position 1–2 Minuten zu entspannen.

☯ Schlafender Diamant

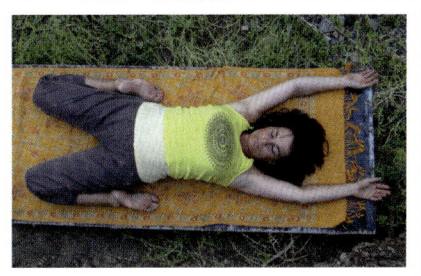

◆ Winkeln Sie beide Beine an, öffnen Sie die Knie, und versuchen Sie, sich bequem dazwischenzusetzen.

Hinweis:

Wenn Ihr Gesäß nicht auf den Boden kommt, können Sie eine Decke oder dergleichen unterlegen.

◆ Legen Sie sich dann behutsam nach hinten zwischen Ihre Unterschenkel (*Voller Diamant*).

Hinweis:

Wenn Ihre Knie schmerzen, gehen Sie nicht allzu weit nach hinten, und stützen Sie sich auch auf die Arme. Im Lauf der Übung wird Ihre Flexibilität ganz sicher zunehmen.

Verweilen Sie für 2–3 Minuten, und atmen Sie währenddessen tief in den Bauch.

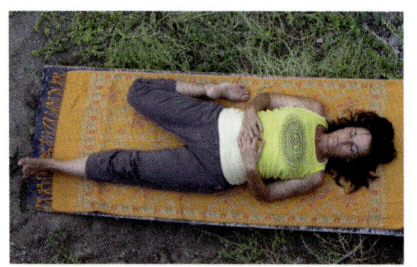

Schlafender Frosch

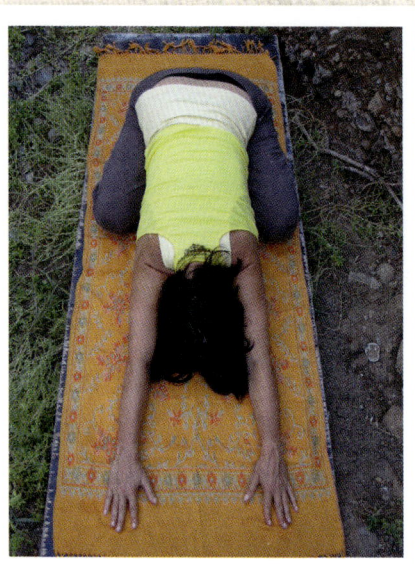

Hinweis:
Wahlweise können Sie diese Übung auch im *Halben Diamanten* ausführen. Winkeln Sie dazu nur ein Knie nach hinten an, und lassen Sie das zweite Bein gestreckt. Lehnen Sie sich dann nach hinten bis zum Boden.

◆ Schieben Sie sich aus dem Vierfüßlerstand zurück auf die Füße, sodass Ihr Bauch auf den Oberschenkeln ruht und Ihr Popo auf den Fersen. Öffnen Sie dann Ihre Knie etwa so breit wie Ihre Yogamatte ist oder soweit es Ihnen möglich ist. Verweilen Sie für 3 Minuten.

Yang-Flows

☯ Diagonaler Bogen im Vierfüßlerstand

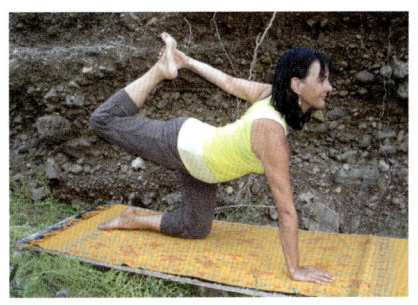

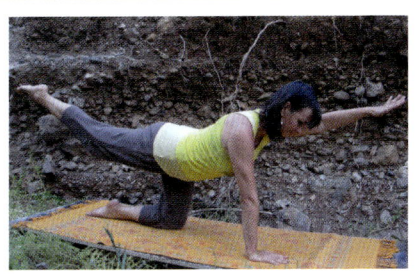

* Nehmen Sie den Vierfüßlerstand ein, und strecken Sie beim Einatmen den rechten Arm und das linke Bein aus. Führen Sie beim Ausatmen die rechte Ellbeuge und das linke Knie zusammen. Wiederholen Sie dies 3 Mal, und verweilen Sie dann für 3 Atemzüge in der gestreckten Position.

* Wenn möglich, winkeln Sie das linke Bein nach oben an, und versuchen Sie, den Fuß mit der rechten Hand zu fassen. Ihr Brustbein öffnet sich so nach oben. Verweilen Sie für 3 Atemzüge.

Hinweis:

Wenn Ihnen dies noch nicht möglich ist, bleiben Sie einfach für 7 Atemzüge in der gestreckten Variante aus dem ersten Schritt.

* Entspannen Sie in der *Stellung des Kindes*, ehe Sie mit dem linken Arm und dem rechten Bein üben.

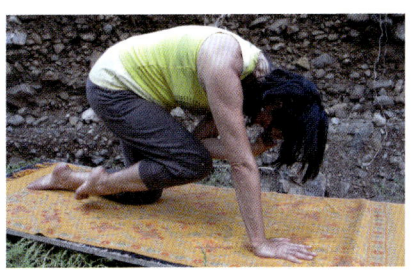

☻ Hüpfender Frosch

☻ Froschtanz

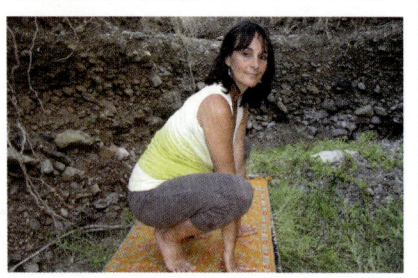

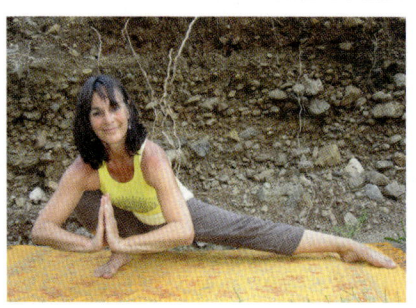

* Legen Sie aus der Hocke heraus beide Hände auf den Boden, und strecken Sie während der Einatmung beide Knie durch. Kommen Sie beim Einatmen wieder in die Ausgangsposition. Lassen Sie dabei Ihre Hände immer auf dem Boden. Wiederholen Sie diesen Ablauf 1 Minute lang.

* Suchen Sie sich eine möglichst bequeme Stellung in der Hocke. Die Fersen sollten dabei auf dem Boden sein.

Hinweis:
Wenn die Fersen nicht auf den Boden kommen, können Sie gerolltes Handtuch unterlegen und/oder sich mit den Händen am Boden abstützen.

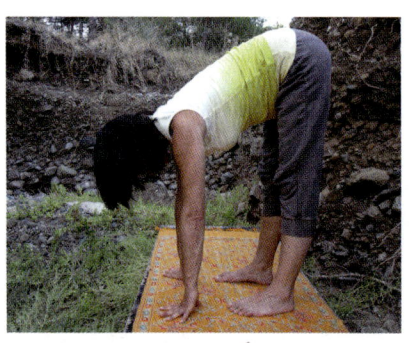

* Spreizen Sie das linke Bein weit vom Körper weg, und verweilen Sie für 7 Atemzüge. Wenn es Ihnen leichtfällt, bringen Sie die Hände in die *Grußhaltung*, andernfalls stützen Sie sich mit den Händen am Boden ab.

Hinweis:
Wenn Sie in der gestreckten Haltung den Boden nicht berühren, können Sie einen Klotz unter Ihre Hände legen.

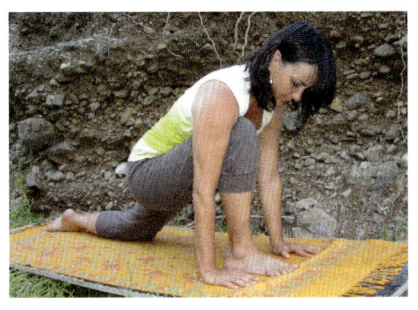
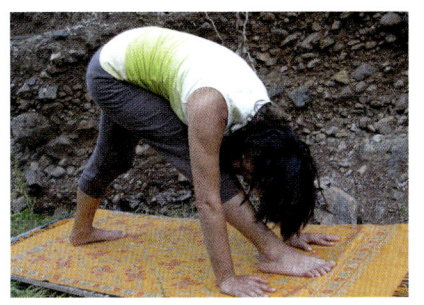

◆ Wenden Sie sich anschließend zum rechten (angewinkelten) Bein, und drehen Sie den Fuß nach vorn. Legen Sie das hintere Knie auf den Boden, und stützen Sie sich dabei mit beiden Händen auf dem Boden ab.

◆ Verweilen Sie einige Atemzüge. Lösen Sie anschließend die Hände vom Boden, und legen Sie sie auf Ihr vorderes Knie. Richten Sie Ihren Blick dabei nach oben, der Kopf sollte jedoch nicht in Ihren Nacken fallen.

◆ Strecken Sie dann beide Knie, und lehnen Sie den Oberkörper über das rechte Bein (*Pyramide*). Stellen Sie dabei den hinteren Fuß schräg.

Hinweis:
Sie können sich dafür wieder mit den Händen auf dem Boden abstützen.

◆ Beugen Sie wieder Ihr rechtes (vorderes) Knie, und kommen Sie so zum dritten Punkt zurück.

◆ Drehen Sie nun den rechten Fuß um 90° nach vorn, sodass Sie sich wieder in der zweiten Position befinden. Ziehen Sie jetzt das linke (hintere) Bein wieder zum Körper, und Sie sind wieder in der Ausgangsposition.

◆ Verweilen Sie für ein paar Atemzüge in dieser Hockstellung, ehe Sie diese Übungsfolge mit der anderen Seite wiederholen – spreizen Sie dazu das rechte Bein weit vom Körper weg …

◆ Entspannen Sie anschließend ausführlich in einer Position, in der sich
Ihr Rücken gut erholen kann, z.B.
in der *Stellung des Kindes* oder der
Swastika.

☯ Berg und Wolke

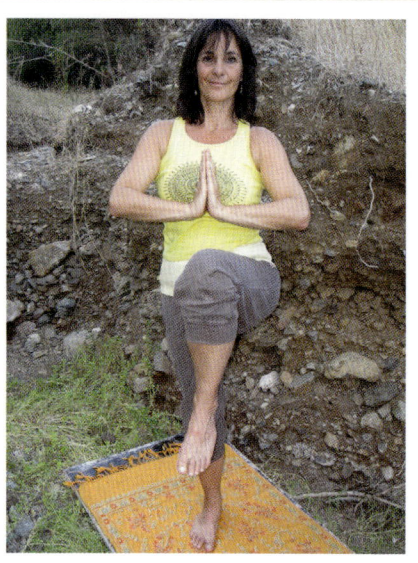

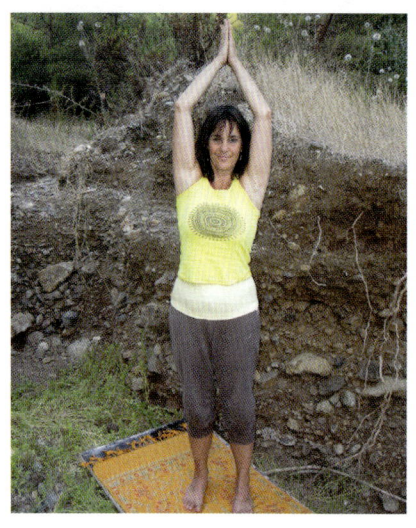

◆ Kommen Sie in die *Berghaltung*:
Stehen Sie dazu aufrecht, und
nehmen Sie vor Ihrem Herzen die
Gebetshaltung ein.

◆ Führen Sie beim Einatmen beide
Arme in einem großen Kreis über
Ihren Kopf, und zentrieren Sie beim
Ausatmen Ihre Mitte, während Sie
die Hände wieder in die *Gebetshal-
tung* vor Ihr Herz nehmen.

◆ Heben Sie während dieser Bewegung das rechte Bein so weit wie
möglich in Richtung Brustbein.

◆ Stellen Sie, wenn Sie einatmen, das
rechte Bein auf den Boden, und
führen Sie die Hände wieder in
einem weiten Bogen nach oben.
Übung Sie dies nun mit der zweiten
Seite.

Tipp:
Gönnen Sie sich die Leichtigkeit der
Bewegung. Vergessen Sie nicht, die
Mundwinkel nach oben zu ziehen
(das nennt man Lächeln!).

☯ Shaktitänzerin

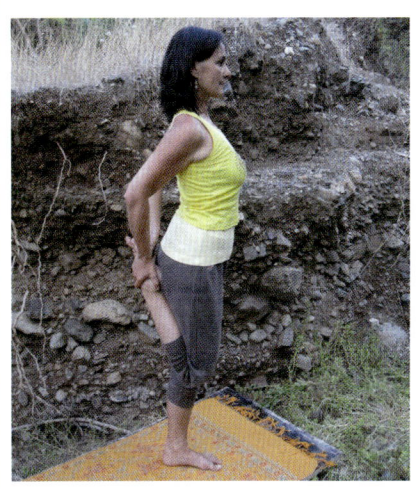

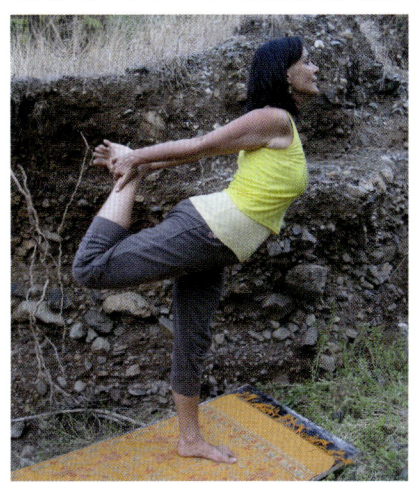

• Spüren Sie im hüftbreiten Stand, auf welchem Bein Sie besser stehen, und verlagern Sie das Gewicht darauf. Winkeln Sie das andere Bein an, fassen Sie es mit den Händen, und versuchen Sie, die Knie möglichst nah beieinanderzulassen.

• Dehnen Sie Ihre Ellbogen nach hinten, und spüren Sie, wie das Brustbein sich öffnet und der Oberschenkel sich dehnt.

Tipp:
Versuchen Sie dabei, tief in den Bauch zu atmen.

• Fassen Sie Ihren Fuß nun mit der diagonalen Hand, und dehnen Sie die Wade aktiv vom Körper weg. (Wahlweise können Sie auch nur den ersten Schritt üben.)

• Führen Sie das Bein nun nach vorn, und drücken Sie den Oberschenkel fest an den Bauch. Greifen Sie unter den Oberschenkel, und strecken Sie das Bein nach vorn aus. Lösen Sie für 3 Atemzüge lang die Hände, versuchen Sie jedoch weiter, das Bein gestreckt zu halten. (ohne Bild)

Tipp:
Suchen Sie sich einen Punkt, den Sie fest mit Ihren Augen fixieren.

Chi-Haltungen

Göttin

Erdberührung

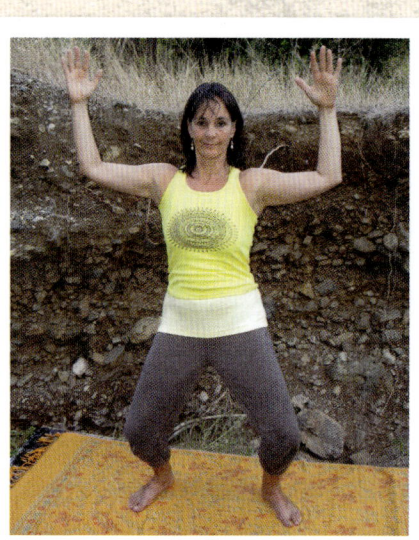

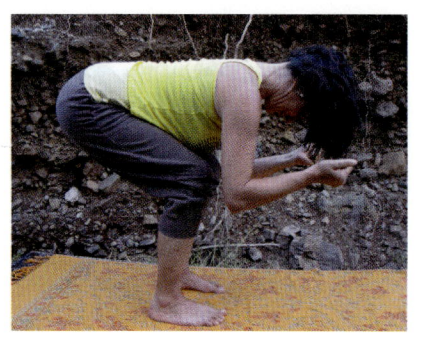

- Beugen Sie Ihre Knie aus dem hüftbreiten Stand so tief es geht. Lassen Sie den Oberkörper zunächst locker baumeln. Verweilen Sie für 7 Atemzüge.

- Richten Sie beim Einatmen den Oberkörper so auf, dass er eine horizontale Linie bildet. Spannen Sie jetzt Ihre Arme an, indem Sie Ihre Hände zu Fäusten ballen. Verweilen Sie wieder 7 Atemzüge, und wiederholen Sie diese Übung dann.

Hinweis:
Versuchen Sie, die Verweildauer nach und nach auf 2–3 Minuten auszudehnen.

- Öffnen Sie die Füße etwas mehr als hüftbreit, und sinken Sie so tief wie möglich in die Knie. Stehen Sie dabei auf dem ganzen Fuß, verlagern Sie jedoch das Gewicht eher auf die äußeren Fußkanten.

Hinweis:
Achten Sie darauf, dass die Knie nicht nach innen klappen.

- Öffnen Sie beide Arme, sodass die Unterarme in einem rechten Winkel zu den Oberarmen stehen, und spreizen Sie dabei die Finger. Spüren Sie die Kraft in sich und den kräftigen Atem in Ihrem Bauch.

Tipp:
Nutzen Sie die *aktive Bauch-Atmung*.

Hinweis:
Auch die bei den Chi-Haltungen des
Elementes Holz beschriebene *Tem-
peltänzerin* eignet sich an dieser Stelle.
Wählen Sie hierzu die Variante, in der
sich die Handflächen berühren. Wenn
Sie ausatmen, pressen Sie die Hand-
flächen fest zusammen, und ziehen
Sie die Ellbogen leicht nach hinten.
Während der Einatmung lösen Sie die
Spannung wieder, bleiben aber sonst
in der Haltung.

Meditation

»Sonnen-Atmung«

Die *Sonnen-Atmung* ist eine
Atemtechnik zur Aktivierung der
Sonnenenergie.

Halten Sie mit dem linken Daumen das linke Nasenloch zu, und
legen Sie den Mittel- und den
Zeigefinger an die Stirn. Atmen
Sie durch das rechte Nasenloch
ein und aus. Dadurch führen Sie
Ihrem Körper warme, aktivierende
Sonnenenergie zu, die die Verdau-
ungsvorgänge und somit die Milz-
und Magenenergie unterstützt.

Fahren Sie für 7–11 Minuten
mit dieser Atmung fort.

Entspannung

»Puls der Erde«[9]

Ziehen Sie mit der Ausatmung
den Bauch fest nach innen, und
lassen Sie ihn mit der Einatmung
sanft wieder los. Wiederholen Sie
dies einige Atemzüge lang, und

---

9 Zu dieser Entspannungsübung wurde ich
inspiriert durch das Kundalini-Yoga von *Yogi
Bajan*.

lassen Sie dann den Atem ganz natürlich weiterfließen.

Legen Sie Ihre Hände auf den Nabel, und stellen Sie sich vor, wie von Ihren Fingerspitzen warmes goldgelbes Licht in Ihren Bauchraum strömt. Mit der Ausatmung zentriert sich dieses wunderbare, heilende Licht in der Gegend Ihres Nabels, und mit der Einatmung strömt es bis in Ihre Kopfhaut, in die äußersten Spitzen Ihrer Finger und Zehen, bis in die äußersten Poren und Kapillargefäße Ihres Körpers.

Wenn Sie ausatmen, pulsiert das Licht wieder in Ihnen und zentriert sich in Ihrer Körpermitte. Während Sie ausatmen, geben Sie alles ab, was Sie nicht mehr benötigen, und bewahren in sich, was Ihnen guttut – die natürliche Alchimie, die in jedem Atemzug steckt.

Verweilen Sie bei dieser Atemführung, bis Sie merken, dass Ihre Konzentration abschweift. Überlassen Sie dann den Atem seinem natürlichen Rhythmus, und erinnern Sie sich daran, dass Sie genau dort gut aufgehoben sind, wo Sie jetzt gerade sind – wo auch immer das ist. Überlassen Sie sich ganz der Anziehungskraft der Erde, die Ihren Körper hält, mit allem, was sich in ihm und Ihnen bewegt.

Erlauben Sie sich das Gefühl der Geborgenheit, das ganz tief aus Ihrem Inneren heraus kommt. Spüren Sie es in jeder Zelle Ihres Körpers, und fühlen Sie, wie die »Mutter Erde« Sie mit Ihrer Kraft beschützt und sicher trägt.

Übungsindex für das Element Erde

Das Element Metall

22. August–6. November

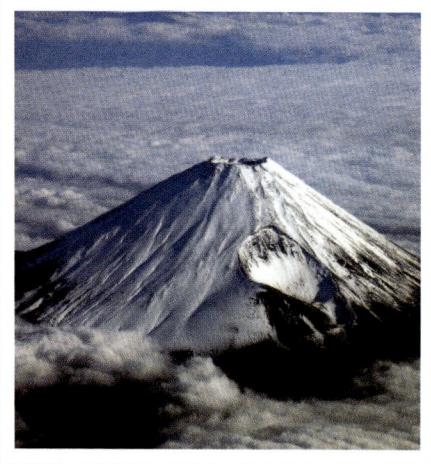

Kühlende Luft in den Bergen ordnet Chaos und bringt Klarheit.

Im Zyklus der Wandlungsphasen geht das Element Metall aus der Erde hervor. Der Spätsommer weicht dem Herbst, und die Kräfte der Natur sammeln sich wieder in der Konzentration auf das Wesentliche. Die Tage werden kürzer, und am Morgen steigen die ersten Nebelfelder auf. Die Blätter fallen von den Bäumen, und manch einer wird von herbstlicher Melancholie beschlichen, wobei das Verwelken der Natur doch unumgängliche Voraussetzung für den Prozess der Reifung ist. Der dem Element Metall zugeordnete Funktionskreis ist der von Lunge und Dickdarm, als Farbe wird ihm ein milchiges Weiß zugeordnet, das an den Blick aus dem Flugzeug auf die Wolkendecke erinnert, auf die die Sonne scheint.

Wenn ich an die Energie der Lunge denke, sehe ich mich oft auf einer hohen Bergspitze sitzen. Dort bläst lebhaft ein kühler Wind, und einzelne Wolken treiben an einem sonst klaren blauen Himmel an mir vorbei.

Obwohl die Lunge auf der körperlichen Ebene nicht mit dem Dickdarm verbunden ist, teilen die beiden Organe energetische Qualitäten, die sie mit einem Kreislauf verbinden, der frische und nährende Energien aufnimmt sowie verbrauchte und überflüssige Energie abgibt. Die Lunge beherrscht die Atmung, indem sie reines Chi über die Luft aufnimmt und unreines Chi wieder abgibt. So, wie Mineralien und Metalle den Boden der Erde mit Nahrung versorgen, versorgt das Lungen-Chi jede Zelle unseres Körpers mit Energie. Der Atem leitet das Chi so, wie Metalle Elektrizität leiten.

Die Lungenenergie repräsentiert den Teil unserer Gesamtpersönlichkeit, der es uns ermöglicht, in Kontakt mit unserer Umwelt zu treten. Gleichzeitig bietet die Lungenenergie Schutzmechanismen gegen zu viele Eindrücke. Die positiven Eigenschaften des Elementes Metall sind Mut, Aufrichtigkeit und die Fähigkeit, die eigenen Grenzen anzuerkennen sowie unser

Leben zu reflektieren und es neu zu bewerten, uns von Altem zu trennen und das zu behalten, was Qualität und Wert für uns hat. Der Geruchssinn verbindet uns über das limbische System mit unseren Urinstinkten: Wenn wir jemanden »nicht riechen« können, fühlen wir eine instinktive Abneigung gegen ihn. Wenn die Lunge normal funktioniert, verteilt sie die Körperflüssigkeiten gleichmäßig im Körper und sorgt dafür, dass wir sie durch die Poren der Haut ausscheiden. Das Lungen-Chi ist daher verbunden mit dem Atem, dem Geruch und dem Nasenschleim und verfügt über eine direkte Verbindung zu unserer Haut und unseren Haaren. Die Nasenlöcher gelten als Ein- und Ausgänge für die Lunge.

Wenn die Lungenenergie stagniert, kann ein Energiemangel entstehen, und wir beginnen, uns über Kleinigkeiten aufzuregen. Wir fühlen uns traurig und wissen nicht einmal genau, aus welchem Grund. Auf körperlicher Ebene zeigt sich die Stagnation durch einen Schnupfen und das Sehnen nach einer Auszeit. Frösteln, Schweißausbrüche und unreine Haut kennzeichnen auch ein stagnierendes Lungen-Chi.

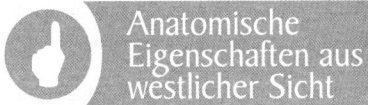

Anatomische Eigenschaften aus westlicher Sicht

Die **Lunge** ist wie ein riesiger Schwamm, der sich vom Schlüsselbein bis zum Zwerchfell ausdehnt und fast die ganze Brusthöhle ausfüllt. Der rechte Lungenflügel ist in drei einzelne Flügel unterteilt, und der linke hat, aufgrund der Position des Herzens, zwei Flügel weniger. Die Lunge leistet lebhafte Arbeit: Jeden Tag werden etwa 23.000 Atemzüge gefiltert, um unserem Blut auf diese Weise frischen Sauerstoff zuzuführen und jede Zelle damit zu versorgen. Die Lunge ist ein riesiges Netzwerk, das aufnimmt, filtert, verarbeitet, verwendet und wegwirft.

Eine ähnliche Funktion, aber auf anderer Ebene, hat auch der **Dickdarm**: Er ist bis zu zwei Meter lang und schließt den Dünndarm sowie das Rektum ein. Hier lagern wir Nahrungsabfälle und scheiden sie aus. Der Dickdarm sorgt dafür, dass Wasser absorbiert wird und feste Abfallstoffe ausgeschieden werden.

Astrologische Eigenschaften

Der Mittwoch ist der Wochentag, den ich mit dem Lungen-Chi verbinde. In der westlichen Astrologie wird er dem Planeten Merkur zugeordnet. Dieser ist zuständig für Kontakte und Kommunikation, also für das Verhältnis zwischen uns und unserer Umwelt – der Merkur reguliert die Funktion von Lunge und Atem. Im Chakrensystem entspricht das dem Hals-Chakra (»visshuddhi«, dem Ort der Reinigung). Manchmal werden das Hals-Chakra und das Element Metall auch mit der Venus in Verbindung gebracht. In diesem Fall würde die Übungsreihe für die Lunge am Freitag geübt, denn dieser ist der »Tag der Venus«. Aber das bedeutet jetzt natürlich nicht, dass die Yogaübungen für die Lunge ausschließlich am Mittwoch oder am Freitag geübt werden dürfen. Wann immer Sie das Gefühl haben, dass Ihnen »etwas auf der Brust liegt«, Sie also tief und frei durchatmen möchten, können Sie sich den Übungen für das Element Metall zuwenden.

Im Mondzyklus entspricht der Herbst der Zeit des abnehmenden Mondes. Im Zyklus der Frau ist das die Zeit kurz vor der Blutung – eine Zeit, in der ich gern nach innen spüre, mich sammle und das verarbeite, was während des Monats geschehen ist.

Alle mit den Organen assoziierten Gefühle sind natürliche Reaktionen auf das Leben. Aber wenn sie zu lang anhalten oder zu heftig werden, können sie unseren Gesamtzustand beeinträchtigen, und wir müssen dafür sorgen, dass wir wieder »ins Fließen kommen«.

Hinweis:

Kennen Sie die Nasenduschen, die es in (fast) jeder Apotheke zu kaufen gibt? Mit diesem einfachen Hilfsmittel haben Sie eine der besten Möglichkeiten, die oberen Atemwege freizuhalten und die Schleimhäute zu kräftigen – eine wunderbare Vorbeugung für Erkältungskrankheiten und Entzündungen der oberen Atemwege. Füllen Sie das Kännchen mit lauwarmem Wasser, und geben Sie eine Prise Salz dazu. Halten Sie den Kopf etwas schräg, lassen Sie das Wasser durch ein Nasenloch einlaufen, sodass es aus dem anderen wieder herauströpfelt, und dann anders herum. Für Geübte: Ziehen Sie das Wasser mit einem kleinen Schluckimpuls, mit dem Sie die Stimmritze verschließen, durch die Nase in den Mund. Gönnen Sie sich etwas Zeit für die Übungen der Lunge!

☯ Yoga
für das Element Metall

Meridianverlauf

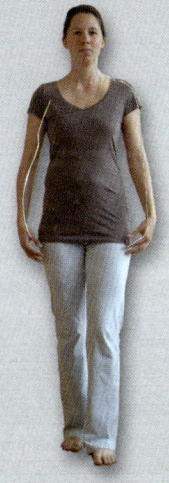

Der Lungen-Meridian beginnt
unterhalb des Schlüsselbeins und
verläuft über die Innenseite des
Arms zu seinem Endpunkt im
Nagelbett des Daumens.

Der Dickdarm-Meridian erstreckt
sich von seinem Ausgangspunkt am
Zeigefinger, zwischen dem ersten
und zweiten Mittelhandknochen,
an der Seite des Daumens über die
Rückseite des Arms zum Ellbogen
und dann hinauf zur Schulter. Von
dort aus verläuft er weiter über den
Unterkiefer und über den Hals bis
zur Grube im Nasenflügel.

Hinweis:
Das Programm des Sanften Yoga
aus den Kapiteln über die Elemente Feuer und Metall sind den
nachfolgenden Übungen zum Teil
sehr ähnlich, weil die Meridianverläufe sich in den Armen über-
schneiden und daher mit vielen
Yogaübungen gemeinsam aktiviert
werden.

Atem

»Volle Yoga-Atmung«
(Verbinden von drei Atemräumen)

Legen Sie die Hände auf den
Bauch, und spüren Sie, wie Ihre
Bauchdecke sich beim Einatmen
hebt und beim Ausatmen senkt.
Platzieren Sie dann die Hände
seitlich auf dem Rippenbogen,
und spüren Sie Ihren Atem dort:
Beim Einatmen weitet sich der
Rippenbogen nach außen, und
beim Ausatmen senkt er sich nach
innen. Legen Sie nun die Hände
von außen auf den obersten Teil
der Lunge, sodass die Mittelfinger
auf dem Schlüsselbein liegen. Versuchen Sie auch dort, den Atem
unter Ihren Händen zu fühlen.
Das geht anfangs am leichtesten,
wenn Sie den Atem nach oben
»seufzen«. Dabei fließt der Atem

wie immer durch die Nase ein und aus.

Holen Sie den Atem nach oben: Während Sie einatmen, geht der Bauch nach außen, und der Rippenbogen sowie das Schlüsselbein weiten sich. Bei der Ausatmung sinkt zuerst das Schlüsselbein, dann der Rippenbogen und zu guter Letzt die Bauchdecke wieder nach innen. Sie schöpfen auf diese Weise die volle Kapazität Ihrer Lunge aus. Im Grunde »seufzen« Sie ganz einfach den Atem nach oben und lassen ihn dann wieder nach unten sinken.

»Ujayi-Atmung«

Mit der *Ujayi-Atmung* verfügen Sie über eine weitere Möglichkeit, das Lungen-Chi ins Fließen zu bringen. Hierbei wird die Stimmritze verengt, sodass ein leichtes Geräusch (wie ein Meeresrauschen) entsteht.

Hinweis:
Ich bin der Ansicht, dass es besser ist, diese Atmung unter Anleitung zu erlernen und sie dann gezielt (und nicht während einer ganzen Übungsreihe) einzusetzen.

Ich selbst beginne die Lungen-Sequenz gern mit der oben beschriebenen Nasenspülung und fahre dann mit dem Programm für Sanftes Yoga fort.

Sanftes Yoga

☯ Wechselatmung im Sitzen

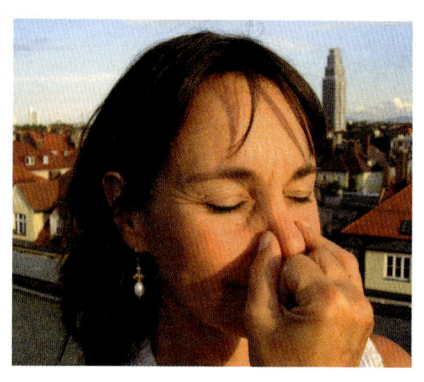

◆ Bringen Sie die rechte Hand ins *Vishnu-Mudra*: Der Daumen berührt das rechte Nasenloch, der kleine Finger und der Ringfinger das linke, die anderen Finger zeigen zur Handfläche (siehe Bild).
Halten Sie mit dem Daumen das rechte Nasenloch zu, und atmen Sie auf der linken Seite mit der *Vollen Yoga-Atmung* ein.

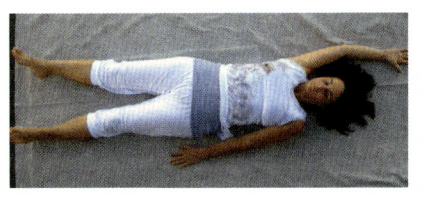

◆ Verschließen Sie dann beide Nasenlöcher, und halten Sie für einen ganz kurzen Augenblick den Atem an, ehe Sie durch die rechte Seite ausatmen. (Verschließen Sie dafür mit dem kleinen Finger und dem Ringfinger das linke Nasenloch.) Fahren Sie mit dieser Atmung so lange fort, wie Sie sich wohlfühlen.

☯ Wechselatmung im Liegen

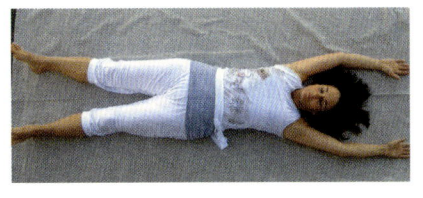

◆ Diese Übung können Sie wahlweise mit angewinkelten oder ausgestreckten Beinen üben. Führen Sie beim Einatmen beide Arme neben die Ohren.

◆ Senken Sie beim Ausatmen den linken Arm, und bringen Sie ihn mit der nächsten Einatmung wieder nach oben. Senken Sie dann den rechten Arm, und führen Sie ihn wieder zurück, wenn Sie erneut einatmen.

◆ Fahren Sie auf diese Weise in Ihrem eigenen Atemrhythmus fort, und beenden Sie die Übung, indem Sie beide Hände kräftig reiben und die Hände auf Ihren Bauch oder Ihr Becken legen. Konzentrieren Sie sich wieder darauf, Ihren natürlichen Atemfluss wahrzunehmen.

Hinweis:
Diese Übung wirkt harmonisierend auf Körper, Geist und Seele und gleicht darüber hinaus unsere rechte und unsere linke Gehirnhälfte aus.

Schmetterling (Entspannung)

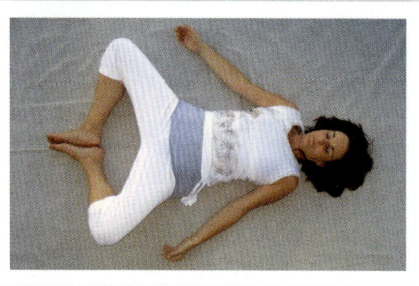

☯ Schmetterling und Blüte

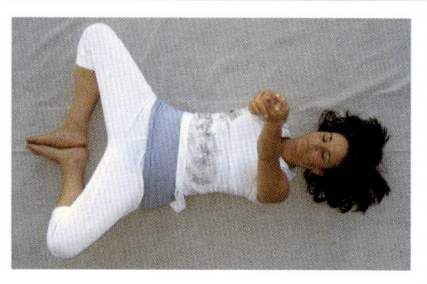

- Es gibt zwei Möglichkeiten für diese Haltung: Legen Sie sich auf den
Rücken, winkeln Sie die Beine an,
als wollten Sie die Beinbewegung
vom Brustschwimmen nachahmen,
und legen Sie die Arme leicht geöffnet auf den Boden. Alternativ können Sie an dieser Stelle die Arme
auf Schulterhöhe legen. In beiden
Variationen kann der Atem völlig
frei und ungehindert in alle geöffneten Räume einströmen. Spüren
Sie, wo Ihr Atem hinwill, ohne ihn
dabei zu beeinflussen. Verweilen Sie
so für einige Augenblicke.

- Strecken Sie beim Ausatmen aus
dem *Entspannten Schmetterling* (mit
waagerechten Armen) beide Arme
in die Luft, sodass die Handflächen sich berühren. Legen Sie Ihre
Arme beim Einatmen wieder auf
Schulterhöhe ab. Wiederholen Sie
die Übung ein paar Mal in Ihrem
eigenen Atemrhythmus.

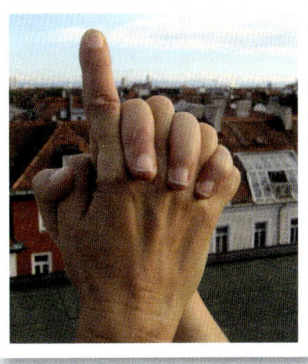

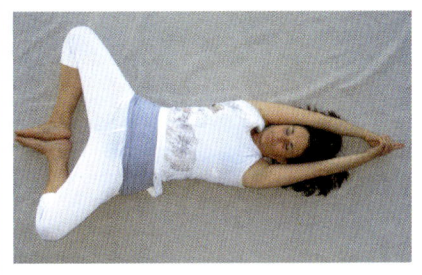

- Verweilen Sie als Nächstes in der Übung, und halten Sie beide Hände für etwa 3 Atemzüge in der Luft, am besten im *Lungen-Mudra* (siehe Abbildung).

Hinweis:
Im Folgenden bezeichne ich diese Fingerstellung der Einfachheit halber als *Lungen-Mudra*, weil sie die Lungenenergie aktiviert.

- Wagen Sie ein Experiment: Strecken Sie beim Einatmen die Arme weit nach oben Richtung Himmel, und senken Sie sie beim Ausatmen zur Körpermitte. Kreuzen Sie für weitere 3 Atemzüge die Daumen im *Lungen-Mudra* andersherum.

- Führen Sie anschließend die Arme beim Einatmen in ihrer gestreckten Position hinter den Kopf (im *Lungen-Mudra*), und heben Sie sie beim Ausatmen wieder auf Höhe der Körpermitte zurück in die Luft. Wiederholen Sie die Übung ein paar Mal. Verweilen Sie einige Atemzüge mit den nach oben ausgestreckten Armen. Wiederholen Sie sie dann mit andersherum gekreuzten Daumen.

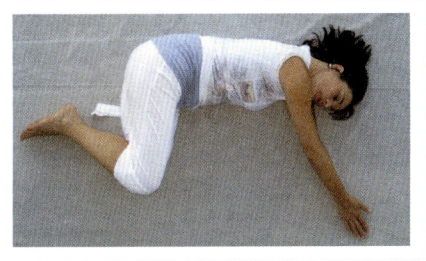

- Entspannen Sie ein wenig im *Ruhenden Schmetterling*.

- Rollen Sie sich beim Ausatmen auf Ihre rechte Seite, und verweilen Sie 3–5 Atemzüge lang (*Geschlossene Seitenlage*).

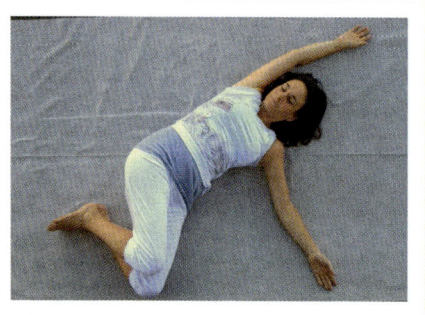

Mit einer der nächsten Einatmungen öffnen Sie den oben liegenden Arm zur Seite, bis er waagerecht auf dem Boden liegt (Ihr Kopf schaut dabei dem Arm hinterher). Üben Sie dies 2–3 Mal in einer dynamischen Folge, und verweilen Sie dann für 7 Atemzüge in dieser Position oder solange es Ihnen guttut.

Führen Sie den Arm weiter nach oben, bis er in der Verlängerung Ihres Körpers liegt. Spüren Sie, wie Ihr Atem Ihre Seite ausfüllt? Genießen Sie eine kleine Weile die Fülle Ihrer Atmung.

Kommen Sie mit Ihren Armen zurück in die Mitte, in den *Schmetterling (Entspannung)*. Klappen Sie beim Ausatmen dieses Mal die Arme und die Beine zusammen, und öffnen Sie sie erst wieder, wenn Sie einatmen. Diese Bewegung erinnert an eine Blüte, die sich schließt und öffnet. Wenn Sie ausatmen, schiebt sich Ihr unterer Rücken Richtung Boden; beim Einatmen öffnet er sich in ein leichtes Hohlkreuz (ohne Bild).

Entspannen Sie dann in einer Haltung Ihrer Wahl.

Legen Sie die Hände oberhalb des Brustkorbs auf Ihren Körper, sodass die Fingerspitzen das Schlüsselbein berühren.
Genießen Sie, wie Atem und Energie sich in Ihnen bewegen.

Wiederholen Sie die letzten vier Punkte zur anderen Seite.

Hinweis:
Diese Varianten vertiefen den Atem und aktivieren die volle Kapazität der Lunge. Die Wirbelsäule wird beweglich, das Nervensystem ausgeglichen, der Fluss der Lymphe wird aktiviert und das Abwehrsystem gestärkt.

☯ Schwertfisch

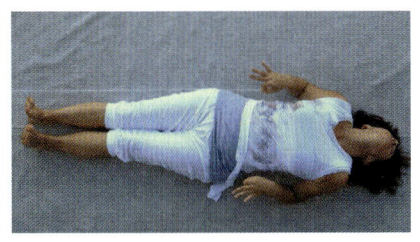

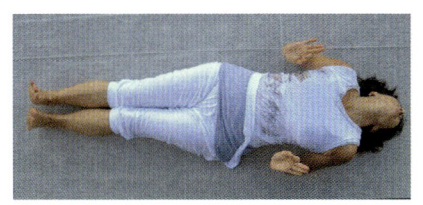

* Stützen Sie beide Ellbogen neben dem Körper ab, und öffnen Sie Ihr Brustbein nach oben, bis Ihr Gewicht auf Ihrem Kopf (dem Scheitel) ruht. Heben Sie dann die Unterarme an, winkeln Sie die Hände so an, dass Sie sich im rechten Winkel zum Boden befinden, und nehmen Sie das *Jnana-Mudra* ein. Dabei berühren sich Daumen und Zeigefinger. (Der Daumen symbolisiert das kosmische und der Zeigefinger das individuelle Bewusstsein, die sich in dieser Geste vereinigen.) Strecken Sie nun noch die Zehen nach vorn.

* Dehnen Sie die Hände nun nach hinten, die Handinnenflächen zeigen Richtung Himmel, und ziehen Sie die Zehen nach oben. Verweilen Sie für je 3–5 Atemzüge. Verlassen Sie behutsam diese Position, rollen Sie den Nacken sanft von Seite zu Seite.

Hinweis:

Wenn Ihr Nacken empfindlich ist oder Sie zu Spannungskopfschmerzen neigen, können Sie stattdessen den *Baby-Fisch* üben.

☯ Kuschelhaltung mit gestrecktem Bein

* Ziehen Sie in der Rückenlage beide Beine an, sodass sie auf dem Bauch liegen, und spüren Sie Ihren natürlichen Atemrhythmus – wenn Sie einatmen, schiebt sich der Bauch gegen die Oberschenkel, und wenn Sie ausatmen, sinkt er entspannt zurück.

Hinweis:
Der Rücken entspannt sich bei dieser Übung, die Dickdarmenergie wird aktiviert, und es erfolgt eine natürliche Atemmassage im Darm und in den Geschlechtsorganen.

* Strecken Sie dann das linke Bein aus, und drücken Sie den rechten Oberschenkel fest auf den Bauch. Verweilen Sie so lange, wie es Ihnen guttut, und üben Sie dann mit der zweiten Seite (ohne Bild).

☯ Lungenzyklus

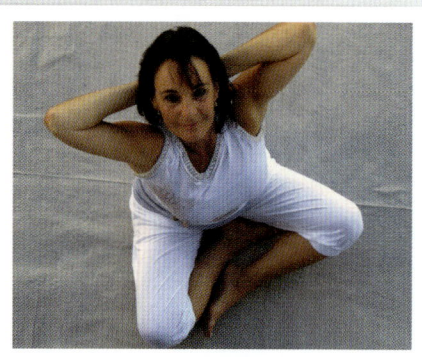

* Verschränken Sie im Sitzen beide Hände hinter dem Kopf, und schauen Sie nach oben. Verweilen Sie für 3 Atemzüge.

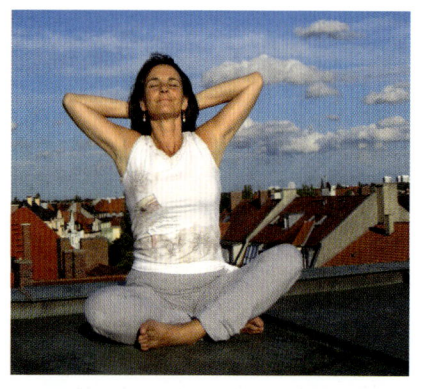

* Halten Sie die Hände weiter hinter dem Kopf verschränkt, und dehnen Sie sich zuerst 3 Atemzüge lang nach rechts und dann nach links. Führen Sie beim Ausatmen die Ellbogen nach vorn.

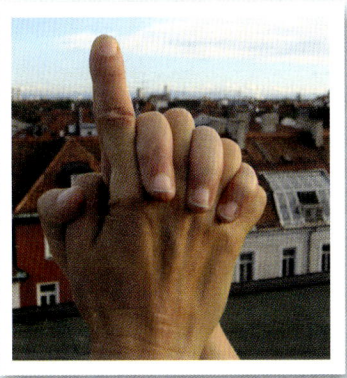

Hinweis:
Diese Sequenz können Sie auch
zwischendurch auf einem Stuhl üben,
z.B. wenn Sie über eine längere Zeit
hinweg am Computer sitzen!

Yin-Flows

- Verschränken Sie nun die Hände
hinter dem Rücken, und lassen Sie
den Oberkörper für 3–7 Atemzüge
nach vorn *ausbaumeln*.

- Strecken Sie mit einer Einatmung
Ihre Arme Richtung Himmel, sodass sich die Schulterblätter veren-
gen. Wiederholen Sie die Übung
3–7 Mal.

- Rollen Sie sich anschließend wieder Wirbel für Wirbel nach oben,
verschränken Sie beide Hände (im
Lungen-Mudra (siehe S. 143), und
dehnen Sie sich danach für 3–7
Atemzüge nach rechts. Lassen Sie
dabei die Brustwirbelsäule nach
vorn gerichtet. Kommen Sie mit
der Ausatmung wieder zurück zur
Körpermitte, und dehnen Sie sich
ebenso lang nach links.

- Lassen Sie sich zum Schluss noch
einmal nach vorn *ausbaumeln*.

☯ Schmelzender Lungenflügel

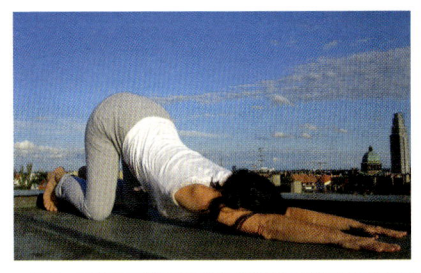

- Knien Sie sich in den Vierfüßlerstand auf den Boden, beugen Sie
sich vor, und strecken Sie Ihre Arme
nach vorn aus. Das Gesäß weist zum
Himmel, und das Brustbein bringen
Sie so nah wie möglich zur Erde.
Verweilen Sie etwa 1–2 Minuten
lang.

Hinweis:
Wenn diese Haltung für Ihren Nacken
zu unbequem ist, können Sie entweder die unten beschriebene Variation
ausprobieren oder den *Frosch* üben.

Variation:

Schieben Sie sich zunächst auf die
(aufgestellten) Fersen zurück, und
strecken Sie die Arme im *Lungen-
Mudra* (siehe S. 143) nach vorn.
Spüren Sie, wie Ihr Atem den
rechten und linken Rippenbogen
dehnt? Wenn Ihnen diese Haltung
zu anstrengend wird, können Sie
die Zehen ausstrecken. Verweilen
Sie 2 Minuten lang, und kreuzen
Sie anschließend die Daumen
andersherum. Verweilen Sie noch
einmal für 2 Minuten.

☯ Frosch (dreht sich)

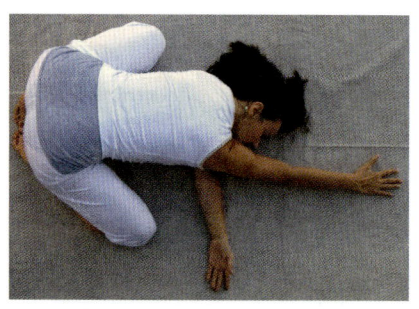

• Öffnen Sie Ihre Knie aus der *Stellung des Kindes* heraus so weit sie
können. Führen Sie den unteren
Arm unter Ihrem Körper hindurch.
Strecken Sie den oberen Arm weit
nach oben, und legen Sie dann
Ihren Handrücken entspannt auf
den unteren Rücken. Wenn Sie
sehr beweglich sind, können Sie
vielleicht sogar zu dem gegenüberliegenden Oberschenkel greifen.
Achten Sie aber darauf, dass Sie
eine Haltung finden, in der sich Ihr
Körper für die nächsten 3 Minuten
gut entspannen kann. Lösen Sie die
Haltung behutsam auf, und entspannen Sie für einige Augenblicke in
der *Stellung des Kindes*, ehe Sie zur
zweiten Seite üben.

☯ Drehsitz (Yin)

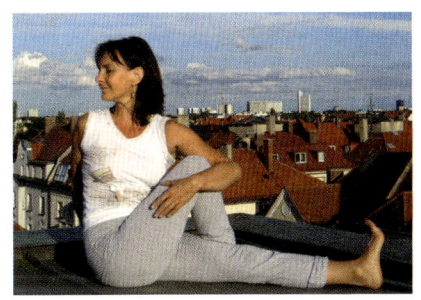

- Kreuzen Sie das linke Bein vor das rechte, sodass der linke Fuß etwa neben dem rechten Knie auf dem Boden steht. Fassen Sie mit Ihrer rechten Hand vor dem linken Knie entlang an die Außenseite des rechten Knies. Wenn Ihnen diese Haltung noch nicht möglich ist, können Sie alternativ auch einfach Ihre Knie festhalten. Drehen Sie nun Ihren Oberkörper nach links. Bleiben Sie für 3 Minuten in dieser Dehnung, ehe Sie die Übung zur anderen Seite wiederholen

Hinweis:
Verteilen Sie Ihr Gewicht gleichmäßig auf beide Gesäßhälften. Es ist wichtig, dass Ihr Rücken gerade bleibt.

Für Geübte

Konzentrieren Sie sich auf Ihren Atem: Bei der Einatmung strömt er die Wirbelsäule nach oben, bis zum Punkt zwischen den Augenbrauen (ajna Chakra), beim Ausatmen strömt er nach unten in den rückwärtigen Arm.

Beim nächsten Einatmen fließt der Atem wieder den rückwärtigen Arm nach oben, und beim Ausatmen strömt er durch die Wirbelsäule wieder nach unten.

Yang-Flows

☻ Seitlich geknietes Dreieck

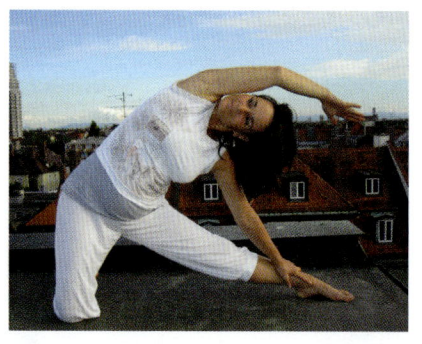

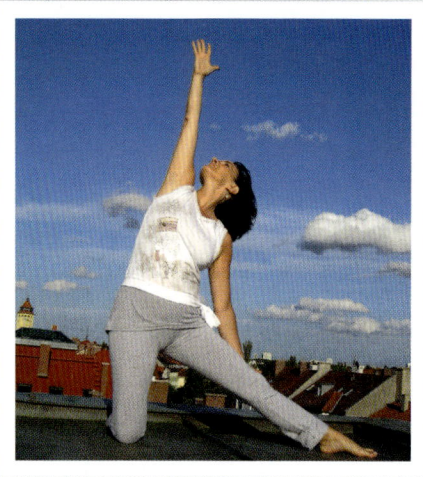

• Setzen Sie sich auf die Knie, und heben Sie die Hüfte an. Strecken Sie aus diesem Kniestand ein Bein zur Seite, und legen Sie die Hand derselben Seite auf den Oberschenkel. Beim Einatmen strecken Sie den anderen Arm weit in Richtung Himmel.

• Mit einer der nächsten Ausatmungen dehnen Sie den erhobenen Arm über Ihren Kopf hinweg zur Seite, sodass sich eine Seite Ihres Körpers in die Länge dehnt.

• Verweilen Sie einige Atemzüge lang, und wiederholen Sie die Übung noch 2 Mal, bevor Sie sie zur anderen Seite üben.

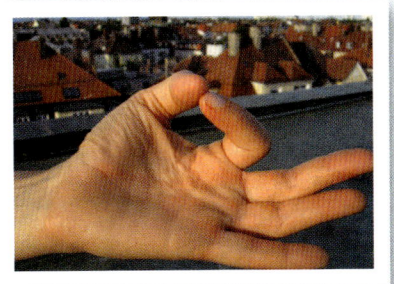

Hinweis:
Wenn Sie die Wirkung auf die Lunge verstärken möchten, bringen Sie die Finger ins *Jnana-Mudra* (Daumen und Zeigefinger berühren sich).

Wirkung:
Die Sehnen in den Beinen werden gedehnt, und die Knie- und Hüftgelenke werden gestärkt. Auch der Rücken wird gedehnt und bleibt dadurch jung und beweglich. Durch das seitliche Dehnen können Verklebungen in den unteren Lungenspitzen aufgelöst werden, wodurch die Lunge freier wird und wir wieder besser atmen können.

☯ Berg

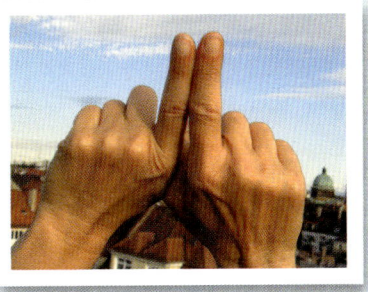

♦ Setzen Sie sich auf Ihre Füße, verhaken Sie die Daumen, und strecken Sie die Zeigefinger nach oben.

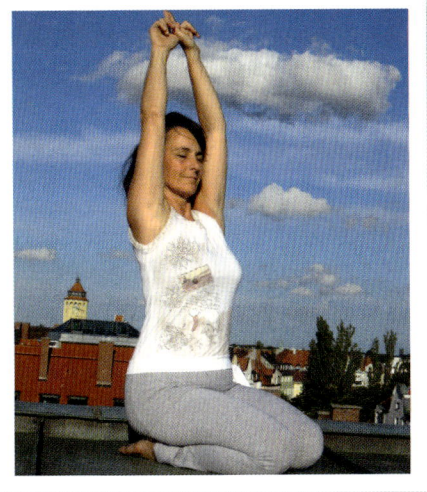

♦ Die restlichen Finger sind Richtung Handinnenfläche gedreht. Heben Sie diese Fingerkombination mit gestreckten Armen nach oben.

Hinweis:
Achten Sie darauf, dass die Schultern entspannt bleiben und Sie nicht ins Hohlkreuz gehen!

☙ Dreh-Öffnung mit Hund

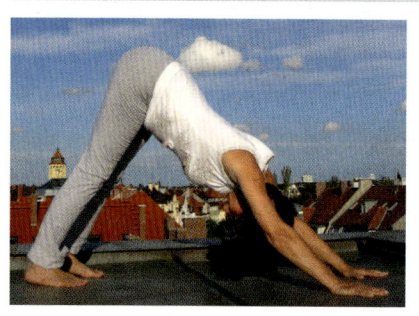

Hinweis:
Sie können die Knie bei dieser Übung leicht beugen – vielleicht wird dadurch Ihr unterer Rücken gerader!

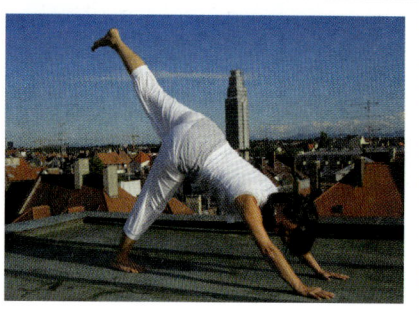

* Setzen Sie sich aus dem Vierfüßlerstand auf die aufgestellten Fersen. Verweilen Sie einige Augenblicke, um Ihren Atem wahrzunehmen. Gehen Sie dann wieder zurück in den Vierfüßlerstand (mit aufgestellten Fersen), und strecken Sie die Beine durch.

* Jetzt sehen Sie aus wie ein Hausdach oder eben wie ein großer *Hund.* Stemmen Sie die Arme fest gegen den Boden, lösen Sie das Brustbein, und strecken Sie gleichzeitig die Fersen Richtung Boden, während Ihr Steißbein in den Himmel weist.

* Strecken Sie bei der Einatmung das rechte Bein, und machen Sie damit einen großen Ausfallschritt zwischen Ihren Händen hindurch. Das vordere Knie sollte jetzt im rechten Winkel sein und das hintere Bein gestreckt. Die Zehen des hinteren Beins sind aufgestellt, und die Ferse strebt zur Dehnung in Richtung des Bodens. Bringen Sie Ihren Oberkörper in die Mitte des Körpers, und halten Sie die Balance.

* Öffnen Sie beim Einatmen Ihre Arme weit, dehnen Sie die Handflächen nach außen – stellen Sie sich einfach vor, Sie wollten eine Tür aufstemmen.

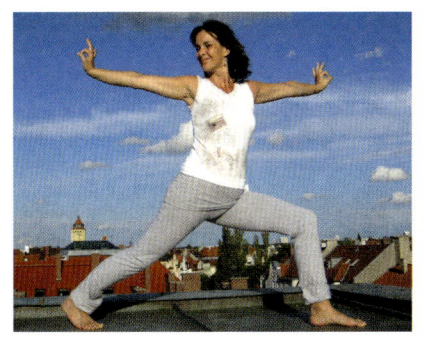

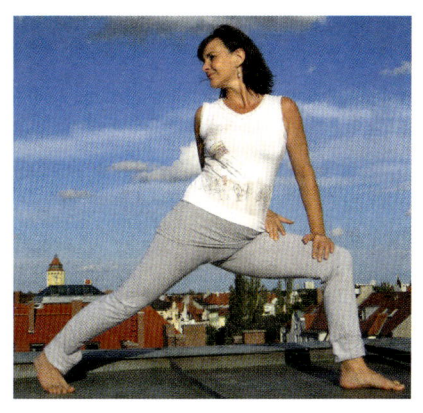

Hinweis:
Wenn Sie die aktivierende Wirkung
für die Lunge noch verstärken möchten, setzen Sie das *Jnana-Mudra* (siehe
S. 151) ein (Daumen und Zeigefinger
berühren sich).

* Drehen Sie sich beim Ausatmen
  nach rechts, beim Einatmen zur
  Mitte, beim nächsten Ausatmen
  nach links und beim Einatmen wieder zur Mitte und schließlich nach
  rechts. Wiederholen Sie dies noch
  ein Mal zu jeder Seite.

* Senken Sie dann beide Arme, und
  drehen Sie sich nach rechts (zur
  offenen Seite). Verweilen Sie 3–7
  Atemzüge. Achten Sie auf eine gerade Haltung des Oberkörpers.

Hinweis:
Atmen Sie weit unter das Schlüsselbein, wenn Sie einatmen, und verwenden Sie die Energie der Ausatmung
für die Drehung!

* Gehen Sie wieder zurück in die
  Drehöffnung mit Hund, und entspannen Sie in der Stellung des Kindes, ehe Sie die Übung zur zweiten
  Seite wiederholen.

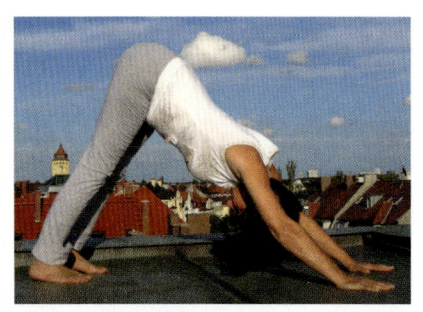

☯ Adlerauge

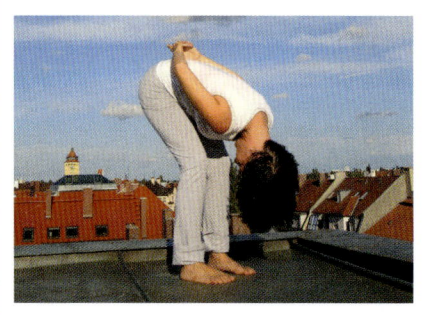

Variante für Geübte:

Gönnen Sie sich in der *Drehöffnung mit Hund* 3–7 Atemzüge der
Vollen Yoga-Atmung (siehe S. 70).
Machen Sie nach der Einatmung
eine kleine Atempause, in der Sie
Ihre Kraft in den Armen aktivieren und das *Mula-Bandha* einsetzen
(die Schließmuskulatur nach innen
ziehen). Halten Sie das *Mula-
Bandha* (siehe S. 27) während der
Ausatmung, und lösen Sie es am
Ende der Ausatmung. Machen Sie
eine kleine Atempause am Ende
der Ausatmung, ziehen Sie währenddessen die Fersen zum Boden,
und strecken Sie das Steißbein
Richtung Himmel.

* Bringen Sie Ihre Hände ins
  Lungen-Mudra (siehe S. 143).

Hinweis:
Merken Sie sich, welcher Daumen
vorn ist.

* Legen Sie beide Hände auf den
  unteren Rücken, wo die Kreuzbeinplatte ist.

* Gehen Sie aus dem hüftbreiten
  Stand leicht in die Knie, und rollen
  Sie, vom Kopf beginnend, den
  Rücken Wirbel für Wirbel ab, bis
  Ihr Bauch auf den leicht gebeugten
  Oberschenkeln ruht. Verweilen Sie
  3–7 Atemzüge, strecken Sie dann
  die Beine durch, und verweilen Sie
  noch einmal für 3–7 Atemzüge.

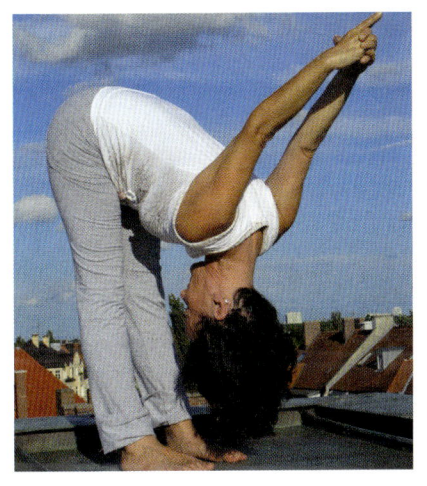
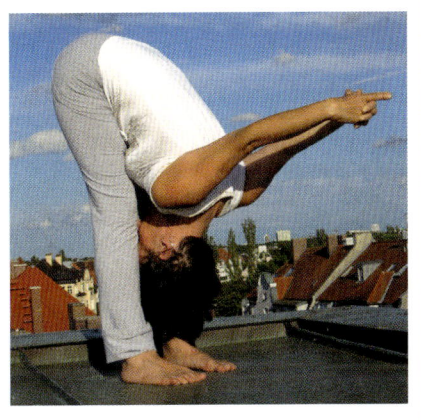

• Strecken Sie dann Ihr *Lungen-Mudra* so gut Sie können in den Himmel. (Dadurch nähern sich die Schulterblätter einander.) Verweilen Sie wieder für 3–7 Atemzüge.

• Lassen Sie den Oberkörper nach unten baumeln, während Sie Ihr *Lungen-Mudra* noch weiter vom Körper wegschieben.

• Führen Sie Ihre Hände dann wieder zurück zum unteren Rücken, lösen Sie das *Lungen-Mudra*, und sinken Sie in die Knie. Führen Sie die gelösten Hände auf den Rücken, und streichen Sie über den unteren Rücken, während Sie sich Wirbel für Wirbel aufrollen.

• Spüren Sie im aufrechten Stand, wie Ihr Atem jetzt fließt. Wiederholen Sie den Ablauf mit andersherum gekreuzten Daumen.

Hinweis:
Diese Übung dehnt die Beine und den unteren Rücken, sie kräftigt Arme und Schultern und verbindet Demut mit Mut und Zuversicht. Bevor Sie die Übung wiederholen, können Sie sich überlegen, ob Sie die beiden folgenden Übungen noch einbauen möchten. Sie lockern, entspannen und kräftigen die Schultern.

☯ Chi-Gürtel wachklopfen

☯ Tunnel-Achten ∞

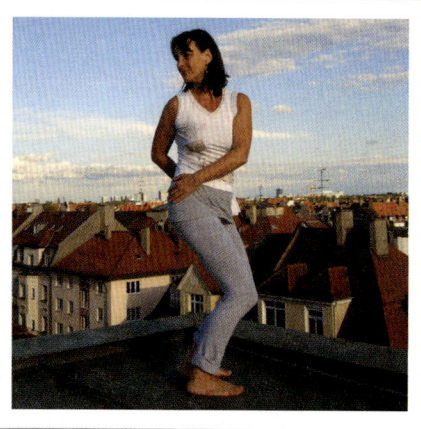

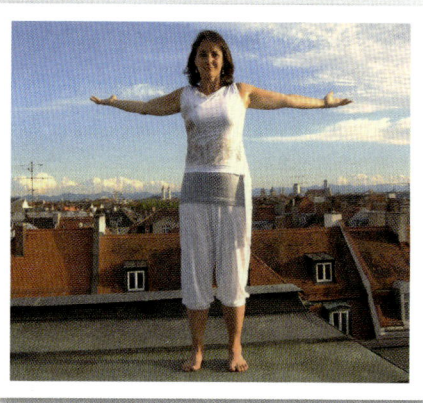

- Sinken Sie wieder in die Knie, und drehen Sie Ihren Körper dabei schwungvoll von Seite zu Seite. Lassen Sie Ihre Arme locker mitschwingen. Am Ende einer jeden Drehung lassen Sie Ihre Hände mit Schwung auf den unteren Rücken »klatschen«.

Hinweis:
Bleiben Sie dabei durchgehend tief in den Knien stehen. Der Kopf dreht mit, die Augen sind geöffnet und fixieren möglichst lang einen festen Punkt!

- Stellen Sie Ihre Beine hüftbreit auseinander, und spüren Sie, wie Sie auf den Füßen stehen. Ist Ihr Gewicht mehr vorn oder mehr hinten? Spielen Sie mit der Gewichtsverteilung, und finden Sie Ihren optimalen Standpunkt.

- Breiten Sie Ihre Arme auf Schulterhöhe aus, die Handinnenflächen zeigen nach oben. Stellen Sie sich dann vor, dass aus Ihren Fingerspitzen Leuchtfarben kommen, und beginnen Sie, in Gedanken liegende Achten auf den Fußboden zu malen. Ziehen Sie diese Achten langsam nach oben – so, als ob Sie in einem Tunnel stünden, und den Raum mit liegenden Achten füllen wollten. Wenn Sie bei Ihrem Kopf angelangt sind, ändern Sie die Laufrichtung und kreisen die liegenden Achten wieder nach unten.

◆ Wiederholen Sie diese Übung 3 Mal, und klopfen Sie danach auf jeden Fall noch einmal Ihren Chi-Gürtel wach.

Chi-Haltungen

☯ Einen Baum umarmen

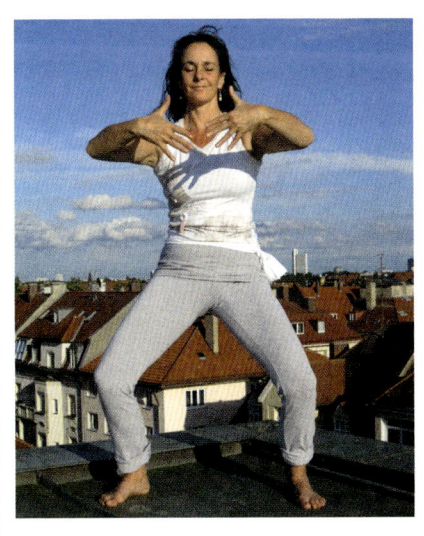

◆ Sinken Sie mit gegrätschten Beinen leicht in die Knie.

Stellen Sie sich vor, wie aus Ihren Füßen Wurzeln in den Boden wachsen, so, wie Sie auch von Ihrem Scheitel her gut nach oben hin verwurzelt sind – Wurzeln im Himmel und in der Erde. Heben Sie Ihre Arme, und stellen Sie sich vor, dass Sie damit einen Baum umarmen wollen. Die Handinnenflächen zeigen zum Körper, und der Daumen ist weit nach oben gestreckt. Stehen Sie leicht in den Knien, und verweilen Sie für etwa 3 Minuten.

Meditation

»Schalen-Atmung«

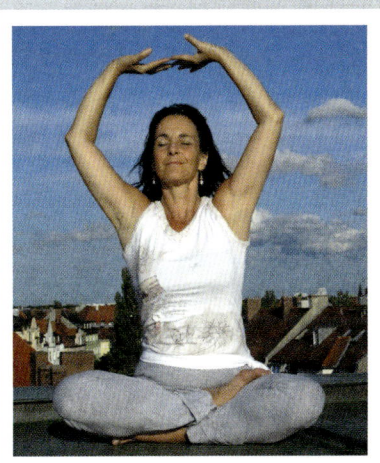

Bringen Sie mit der Einatmung beide Hände nach oben, sodass die Fingerspitzen sich berühren. Senken Sie sie wieder mit der nächsten Ausatmung.

Hinweis:
Diese Atmung kräftigt die Lunge, stärkt den Schultergürtel, aktiviert den Fluss der Lymphe und öffnet Herz- und Atemwege.

»Pulsierendes Lungen-Chi«

Legen Sie sich hin, und halten Sie beide Hände etwa 5 cm vor Ihrem Körper in Ihre Aura, auf die Höhe Ihrer Lunge. Können Sie die Energie fühlen?

Atmen Sie ein, und führen Sie die Hände 20–30 cm weiter vom Körper weg.

Atmen Sie aus, und nehmen Sie mit den Händen wieder die erste Position, 5 cm vor Ihrem Körper, ein. Stellen Sie sich vor, dass Ihre Hände leuchten und sie weißes Licht in Ihre Lunge strahlen.

Genießen Sie für 5 Minuten diese Vorstellung, und entspannen Sie dann in der Rückenlage. Legen Sie Ihre Hände auf Ihre Lunge, sodass die Fingerspitzen das Schlüsselbein berühren.

Entspannung

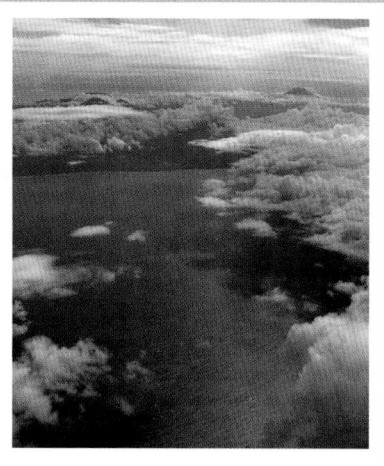

»Atemreise«

Diese Entspannungsreise gibt Ihnen ein Gefühl für die Wahrnehmung der inneren Atemräume.

Legen Sie Ihre Hände auf Ihren Bauch, und nehmen Sie wahr, wie sich Ihre Bauchdecke hebt und senkt. Verweilen Sie so einige Atemzüge lang ganz entspannt. Legen Sie dann Ihre Hände auf Ihren Brustkorb, und spüren Sie auch dort den Rhythmus Ihrer Atmung. Legen Sie anschließend Ihre Hände auf die oberste Spitze Ihrer Lunge. Vielleicht müssen Sie ein wenig seufzen, um den Atem dort wirklich gut fühlen zu können. Legen Sie dann die

Hände auf Ihr Becken, und spüren Sie, wie Ihr Atem tief ins Becken hineinfließt. Verweilen Sie für einige Atemzüge. Legen Sie nun Ihre Hände unter Ihren Rücken auf Höhe der Nieren, sodass Ihre Handinnenflächen Ihren Körper berühren.

Vielleicht können Sie spüren, wie Ihr Rücken sich beim Einatmen nach hinten weitet und beim Ausatmen wieder nach innen sinkt. Mit Ihrem Atem strömt frisches, sauerstoffhaltiges Blut in die jeweils beatmete Region. Der Atem regt dort also sowohl die Durchblutung auf der Organebene an als auch den Fluss der Lebenskraft in dem jeweiligen Gebiet.

Lassen Sie Ihre Hände nun dorthin wandern, wo Sie sie jetzt am liebsten spüren möchten. Genießen Sie Ihren Atem, und spüren Sie ihm nach.

Wenn Sie sich wieder der Außenwelt zuwenden wollen, reiben Sie die Hände kräftig aneinander. Ziehen Sie dann beide Beine zum Bauch, und rollen Sie von Seite zu Seite. Strecken Sie dann beide Beine und beide Arme in die Luft, und schütteln Sie sie kräftig aus. Vibrieren Sie mit Ihren Lippen ein »Brrr …«, sodass Sie klingen wie der kleine Maikäfer, der durch alle Jahreszeiten fliegt. Rollen Sie sich zum Abschluss auf Ihre Lieblingsseite, und kuscheln Sie sich noch ein wenig ein, ehe Sie sich wieder dem Alltag zuwenden.

Übungsindex für das Element Metall

Übungsindex Wellness Yoga

	Wasser Niere/Blase	Holz Leber/Gallen- blase	Feuer Herz/Dünndarm/ Perikard/Dreifacher- Erwärmer	Erde Milz/Magen	Metall Lunge/ Dickdarm
Sanftes Yoga	Zentrierende Haltung	Stern mit Energielenkung (Entspannung)	Umarmung (»mit OM«)	Swastika	Wechsel-atmung im Sitzen
	Kleine Becken-schaukel	Mondsichel in Rückenlage	Schmetterling und Blüte	Mondschiff	Wechsel-atmung im Liegen
	Kuschelhaltung, »Großes L«	Mondsichel in Seitenlage	Herzblattfalter	Kind und Yoga-Mudra	Schmetterling (Entspannung)
	Schulterbrücke	Schmetterling (mit Becken wippend)	Kronleuchter	Kleine Kraftkugel	Schmetterling und Blüte
	Kleiner Bewe-gungszyklus (aktiviert den Rücken)	Schmetterling (stärkt den Rücken und dreht sich)	Herzöffnender Zyklus		Schwertfisch
	Kuschelmas-sage, »V« und Luftgrätsche	Nadelöhr	Baby-Fisch		Kuschel-haltung mit gestrecktem Bein
	Schaukelndes Nilpferd oder »Happy Baby«				Lungenzyklus
Yin-Flows	Halber Schmetter-ling	Schmetterling (im Sitzen)	Sphinx und Robbe	Drachenmond	Schmelzender Lungenflügel
	Haltung des Westens (Vorwärtsbeuge)	Grätsche	Frosch (streckt sich)	Diamantgrät-sche	Frosch (dreht sich)
	Sphinx	Schlafender Schwan	Yin-Krokodil fürs Herz	Schlafender Diamant	Drehsitz (Yin)

	Wasser Niere/Blase	Holz Leber/Gallen- blase	Feuer Herz/Dünndarm/ Perikard/Dreifacher- Erwärmer	Erde Milz/Magen	Metall Lunge/ Dickdarm
	Frosch	Frosch (dreht sich)		Schlafender Frosch	
		Yin-Krokodil (Entspannung)			
Yang-Flows	Hund und Katze	Pfeil und Bogen (mit Drehung)	Kamel	Diagonaler Bogen im Vierfüßler- stand	Seitlich geknietes Dreieck
	Hund (aktiviert Nieren-Chi)	Seitstretch	Wind	Hüpfender Frosch	Berg
	Baum	Dreieckszyklus	Stehende Kuh	Froschtanz	Dreh-Öffnung mit Hund
	Rückenrollen im Stehen	Stern (an der Wand oder frei)	Variation Halbe Kuh	Berg und Wolke	Adlerauge
	Aushängen	Palme (im Wind) und Göttin	Adler	Shaktitänzerin	Chi-Gürtel wachklopfen
	Buchdeckel		Mühle		Tunnel Achten ∞
			Großes X		
			Windmühlenzyklus		

	Wasser Niere/Blase	Holz Leber/Gallen- blase	Feuer Herz/Dünndarm/ Perikard/Dreifacher- Erwärmer	Erde Milz/Magen	Metall Lunge/ Dickdarm
Chi- Haltungen	Stuhl an der Wand	Tempeltänzerin	Bärenherz	Erdberührung	Einen Baum umarmen
	Blitzableiter (Lockerung)		Feuergöttin (für Geübte)	Göttin	
Meditation	»So'Ham«- Mantra	»Tanz des Bambus«	»Lotosblüte mit So'Ham«	»Sonnen- Atmung«	»Pulsierendes Lungen-Chi«
	»Ganesha Sharenam«- Mantra	»Om Mani Peme Hung«	»Kleiner Herzöffner«		
Ent- spannung	»Meereswellen«	»Atem des Waldes«	»Berührung«	»Puls der Erde«	»Atemreise«
			»Entspannung im Großes X«		

Übungsindex für alle Elemente

Holz	Leber/Gallenblase		
Sanftes Yoga	Stern mit Energielenkung (Entspannung) *auch für Milz*		S. 71
	Mondsichel in Rückenlage *auch für Nieren*		S. 71
	Mondsichel in Seitenlage		S. 72
	Schmetterling (mit dem Becken wippend)		S. 73
	Schmetterling (stärkt den Rücken und dreht sich)		S. 74
	Nadelöhr *auch für Nieren*		S. 75
Yin-Flows	Schmetterling (im Sitzen) *auch für Nieren, Milz*		S. 76
	Grätsche		S. 76
	Schlafender Schwan		S. 78
	Frosch (dreht sich) *auch für Lunge, Nieren*		S. 79
	Yin-Krokodil (Entspannung)		S. 79
Yang-Flows	Pfeil und Bogen (mit Drehung)		S. 80
	Seitstretch		S. 82
	Dreieckszyklus *auch für Milz*		S. 83
	Stern (an der Wand oder frei)		S. 84
	Palme (im Wind) und Göttin *auch für Milz*		S. 85
Chi-Haltungen	Tempeltänzerin		S. 86
Meditation	»Tanz des Bambus«		S. 87
	»Om Mani Peme Hung«		S. 88
Entspannung	»Atem des Waldes«		S. 88

Feuer	Herz/Dünndarm Perikard/Dreifacher-Erwärmer		
Sanftes Yoga	Umarmung (mit »OM«)		S. 95
	Schmetterling und Blüte		S. 96
	Herzblattfalter	*auch für Lunge*	S. 97
	Kronleuchter		S. 97
	Herzöffnender Zyklus		S. 98
	Baby-Fisch	*auch für Lunge*	S. 100
Yin-Flows	Sphinx und Robbe	*auch für Nieren*	S. 101
	Frosch (streckt sich)		S. 102
	Yin-Krokodil fürs Herz	*auch für Lunge*	S. 103
Yang-Flows	Kamel ¤	*auch für Lunge*	S. 104
	Wind ¤		S. 105
	Stehende Kuh ¤	*auch für Lunge*	S. 106
	Variation: Halbe Kuh		S. 106
	Adler		S. 107
	Mühle		S. 108
	Großes X		S. 109
	Windmühlenzyklus ¤		S. 109
Chi-Haltungen	Bärenherz		S. 110
	Feuergöttin (für Geübte)		S. 111
Meditation	»Lotosblüte mit So'Ham«		S. 112
	»Kleiner Herzöffner«		S. 113
Entspannung	»Berührung«		S. 113
	»Entspannung im Großen X« ¤		S. 114

Erde	Milz/Magen		
Sanftes Yoga	Swastika		S. 119
	Mondschiff		S. 120
	Kind und *Yoga-Mudra*		S. 122
	Schere		S. 122
	Kleine Kraftkugel		S. 123
Yin-Flows	Drachenmond	*auch für Nieren*	S. 124
	Diamantgrätsche		S. 124
	Schlafender Diamant	*auch für Leber, Nieren*	S. 125
	Schlafender Frosch	*auch für Leber, Nieren*	S. 126
Yang-Flows	Diagonaler Bogen im Vierfüßlerstand		S. 127
	Hüpfender Frosch		S. 128
	Froschtanz	*auch für Leber*	S. 128
	Berg und Wolke	*auch für Lunge*	S. 130
	Shaktitänzerin		S. 131
Chi-Haltungen	Erdberührung		S. 132
	Göttin	*auch für Leber*	S. 132
Meditation	»Sonnen-Atmung«		S. 133
Entspannung	»Puls der Erde«		S. 133

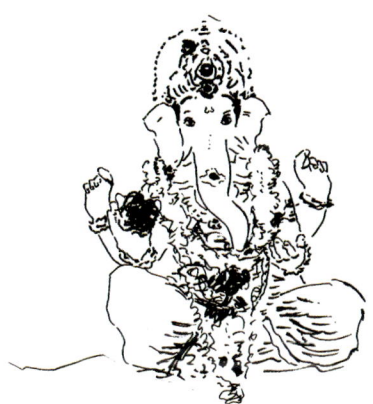

Lese-Tipps

Wir leben in einer Zeit, in der früher oft geheim gehaltenes Wissen in einer Fülle zugänglich ist, die ich zum einen wunderbar finde und die mir zum anderen manchmal schon fast unheimlich ist. Oft begegnen mir die Bücher, die für mich wichtig werden, per Zufall und begleiten mich zum Teil ein Leben lang. Einige von ihnen waren neben der Recherche im Internet freudige Inspiration für dieses Buch, und ich möchte sie Ihnen deshalb ans Herz legen.

Seit Jahren oder Jahrzehnten sind die Bücher von **Adelheid Ohlig** Teil meiner Bibliothek, und ich lese bis heute immer wieder gern in ihnen – erwähnt seien *Luna Yoga®* oder *Die bewegte Frau*. Besonders schön und zeitlos finde ich auch das Buch über

Yoga von **Vanda Scaravelli**, *Awakening the Spine*. Das gilt auch für die Literatur zum Yin Yoga. Hier finde ich *Yin Yoga. Outline of A Quiet Practice* von **Paul Grilley** und das *Yin Yoga Kit. The Practice of Quiet Power* von **Biff Mithoefer** am schönsten. Neu entdeckt habe ich *Insight Yoga* von **Sarah Powers**, ein Buch, das ganzheitliche Informationen zum Thema enthält.

Auch einige Publikationen aus dem Verlag Via Nova mag ich seit Jahren sehr gern – z.B. *Der Weg des Yoga. Ein Handbuch für Übende und Lehrende*, herausgegeben vom Berufsverband Deutscher Yogalehrer und mit Texten von **Boris Tatzky**, **Anna Trökes** und **Jutta Pinter-Neise**. Schön und zeitlos finde ich seit Jahrzehnten den Klassiker *Einweihung* von **Elisabeth Haich** und eigentlich alle Yogabücher von

Selvarajan Yesudian, sei es *Sport und Yoga* oder *Steh auf und sei frei*.

Für das Selbststudium im doppelten Sinn sowie zum Schmökern bestens geeignet halte ich das Buch *Der Weg der Kaiserin* von **Christine Li** und **Ulja Krautwald**, das mir seit Jahren einen guten Einblick in fernöstliches Denken vermittelt. Einen guten und überschaubaren Einblick in die Weisheit der Traditionellen Chinesischen Medizin vermitteln die Bücher von **Wilfried Rappenecker**, z.B. *Fünf Elemente und zwölf Meridiane. Ein Handbuch für Shiatsu, Akupunktur und Körperarbeit* sowie einige Bücher von **Mantak Chia**, z.B. *Tao Yoga des Heilens. Die Kraft des Inneren Lächelns und die Sechs Heilenden Laute*. In die Stille kann ich immer wieder wunderbar eintauchen mit den Büchern *Reflections on a Mountain Lake. Teachings on Practical Buddhism* von **Vicki Mackenzie** oder auch *Cave in the Snow* von **Ani Tenzin Palmo** und mit den Büchern von **Thich Nhat Hanh**, z.B. *Peace Is Every Step. The Path of Mindfulness in Everyday Life* oder *Nenne mich bei meinem wahren Namen. Ausgewählte Gedichte*. Ein wunderbar tröstendes Buch für Zeiten, in denen sich das Leben vielleicht anders gestaltet, als wir es uns wünschen, ist *When Things Fall Apart. Heart advice for Difficult Times* von **Pema Chödrön**.

Wunderbare Inspiration zum Thema Frauengesundheit finde ich seit Jahrzehnten in den Büchern von **Christiane Northrup**, z.B. *Frauenkörper – Frauenweisheit*. Zu philosophischen Yogathemen lese ich gern in *The Heart of Yoga. Developing a Personal Practice* von **T. K. V. Desikachar**, und für ein Verständnis der Grundlagentexte empfehle ich immer gern die *Quellen des Yoga. Klassische Texte der Körper- und Geistesschulung* von **Hartmut Weiss**.

Ferner möchte ich auf meine weiteren Publikationen hinweisen:

Yoginis Yoga. Ein Ratgeber für Yoga und Frauen-Themen; Shakti Music. Mantras for Yoga and Meditation.

Das erste Angebote ist über meine Website www.yogashakti.de zu beziehen, unter der Sie mich auch gern für Anfragen bezüglich meiner Kurse oder Ausbildungen kontaktieren können.

Dank

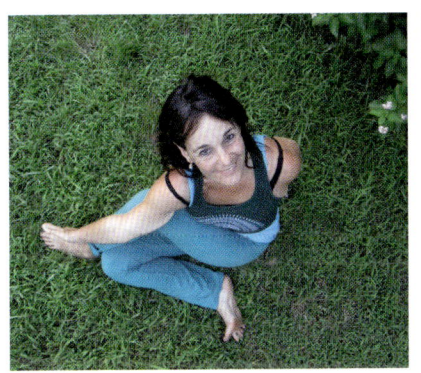

Dieses Buch entstand aus einem Manuskript, das ich ursprünglich für die Ausbildung meiner Schüler und Schülerinnen entworfen hatte. Ich bin dankbar, dass der Schirner Verlag diese Veröffentlichung übernommen hat und es einem größeren Personenkreis zugänglich macht. Ohne meine Schüler und Schülerinnen und den ständigen Prozess des Unterrichtens gäbe es dieses Buch sicher nicht, und deshalb geht meine tief empfundene Dankbarkeit an all jene, die immer wieder – und zum Teil seit Jahren – meine Kurse besuchen und mich so dazu inspirieren, mich immer wieder von Neuem auf die Suche zu begeben und neue Yogathemen aufzugreifen. Dazu gehört für mich, immer wieder in die Welt Asiens einzutauchen und neue (und alt vertraute) Yoga- und Meditationszusammenhänge kennen-

zulernen, die mir erst später in Europa begegnen. Ich danke all meinen Lehrerinnen und Lehrern wie auch deren Lehrerinnen und Lehrern aus tiefstem Herzen für die Übertragung und Übermittlung des Wissens. Ich freue mich gemeinsam mit meinem Partner Michael über die vielen bunten Yoga-Fotos in diesem Buch und über die Realisierung dieses Buch-Projekts. Ich danke ihm für seine Liebe, Geduld und Unterstützung. Ohne ihn würde dieses Buch nicht in der jetzigen Form vorliegen.

Und ich danke dem Leben, so wie es ist.

Christine Ranzinger,
München, Februar 2011

Über die Autorin

Für Christine Ranzinger waren energetische Zusammenhänge und Heilweisen schon immer ein wesentlicher Gesichtspunkt ihrer Arbeit. Auf diesem Weg entwickelte sie auch ihre Yogamethode Wellness Yoga nach Christine Ranzinger®, mit der sie zeigt, dass Yoga nicht nur den Fluss der Energien im Körper harmonisiert, sondern auch in Beziehung zur Traditionellen Chinesischen Medizin steht.

Durch den Yogastil nach Sivananda erlernte die Autorin die ersten Grundprinzipien des Yoga. Diese Erfahrung ebnete ihr den Weg, sich mit dem traditionellen Gedankengut des Yoga und anderen spirituellen Traditionen auseinanderzusetzen – maßgeblichen Anteil daran haben ihre Yogalehrer, die für sie häufig Mentoren und gleichzeitig Freunde wurden.

Seit Christine Ranzinger ihr Interesse für diese Traditionen entdeckt hat, reist sie regelmäßig nach Thailand und Indien, um neue Erfahrungen zu sammeln und sich weiterzubilden. Sie hielt sich in buddhistischen Tempeln und indischen Ashrams auf und meditierte und erlernte direkt vor Ort u. a. eine Sivananda-Tradition des Yoga, Yoga im Stil Pattabhi Jois, Viny Yoga und Traditionelle Thaimassage. Darüber hinaus praktizierte sie u. a. Hatha-Yoga nach Vishwayatan, Luna Yoga® nach Adelheid Ohlig sowie Yoga der Energien und Hormon-Yoga.

Christine Ranzinger unterrichtet seit über 25 Jahren Hatha-Yoga im In- und Ausland. Die Yogalehrerin versucht stets, die auf ihren Reisen gewonnen Eindrücke und Erkenntnisse in ihre eigene Yogapraxis und ihren Unterricht zu integrieren. Sie ist bestrebt, ihren Schülerinnen und Schülern zu vermitteln, dass man Yoga im Alltag leben kann – so, wie sie es selbst tut.

Die Yogalehrerin leitet nicht nur Kurse in vielen unterschiedlichen Traditionen des Yoga, wie z. B. Luna Yoga®, Hormon-Yoga und Yin-Yoga, sondern bildet auch Trainer für ihr Wellness Yoga aus. Von Christine Ranzinger ist neben diesem Buch auch *Yoginis Yoga. Ein Ratgeber für Yoga und Frauen-Themen* erhältlich. Dieses Buch sowie ihre CD *Going Deep* können Sie über die Internetseite der Autorin beziehen. Die CD *Shakti-Music. Matras for Yoga and Meditation* ist ebenso wie dieses Buch im Schirner Verlag erschienen.

Informationen zu den Seminaren und Ausbildungen finden Sie unter *www.yogashakti.de*. Dort haben Sie auch die Möglichkeit, die Autorin für Anfragen bezüglich der Kurse und Ausbildung kontaktieren.

Bildnachweis

Seite 44: Fotolia_7262964/© Lars Lentz

Seite 47, 69, 93, 118, 139: © Schirner Verlag (Model: Diana Demel)

Seite 64, 169: © Gauri Devi

Seite 90: Fotolia_469260/© jacinda richman

Seite 92: © Christine Ranzinger

Seite 116: Fotolia_1615432/© Uwe Wittbrock

Seite 136: Fotolia_2262772/© Thomas

Seite 158: Fotolia_875633/© Carsten Meyer

Seite 22, 27, 31, 35, 37, 47, 49-58, 60, 62-64, 69, 71-86, 93, 95- 111, 118-132, 139-142, 145-152, 154, 156, 157: Fotolia_10491390/© HelleM

Hintergrund im Kapitel Wasser: Fotolia_ 7262964/© Lars Lentz

Hintergrund im Kapitel Holz: Fotolia_ 22446131/© mirpic

Hintergrund im Kapitel Feuer: Fotolia_ 6016299/© Giorgio Clementi

Hintergrund im Kapitel Erde: Fotolia_ 418455/© puentes

Hintergrund im Kapitel Metall: Fotolia_ 4481295/© Argus

Alle Yogabilder sowie die auf dem Umschlag abgebildeten Fotos: © Christine Ranzinger

Haftungsausschluss

Die Übungen in diesem Buch stellen keinen Ersatz für medizinische oder psychologische Behandlungen dar. bei Krankheiten, körperlichen Beschwerden oder in der Schwangerschaft sollte im Vorfeld stets ein Arzt konsultiert werden. Für eventuelle Schäden übernehmen sowohl der Verlag als auch die Autorin keinerlei Haftung. Für die erwähnten Wirkungen und Erfolge kann keine Garantie übernommen werden.

Von Christine Ranzinger im Schirner Verlag erschienen:

Shakti Music. Mantras for Yoga and Meditation

Intensivieren Sie die Wirkung Ihres Yoga oder Ihrer Meditation durch die traditionellen Gesänge auf dieser CD. Diese Musik verbindet Sie mit der weiblichen Urkraft des Universums, dem Shakti.
Die wunderschön gesungenen tibetischen und indischen Mantras sowie ein indianischer Song und ein von Christine Ranzinger selbst geschriebenes Lied entwickeln mit den gefühlvollen Musikarrangements einen kraftvollen Sog und einen fremden Zauber, der Ihre Aufmerksamkeit von allem Alltäglichen wegführen wird.

Gesamtspielzeit: 70:06 Min.
ISBN: 978-3-8434-8163-2